実践
シャントエコー

春口 洋昭 著

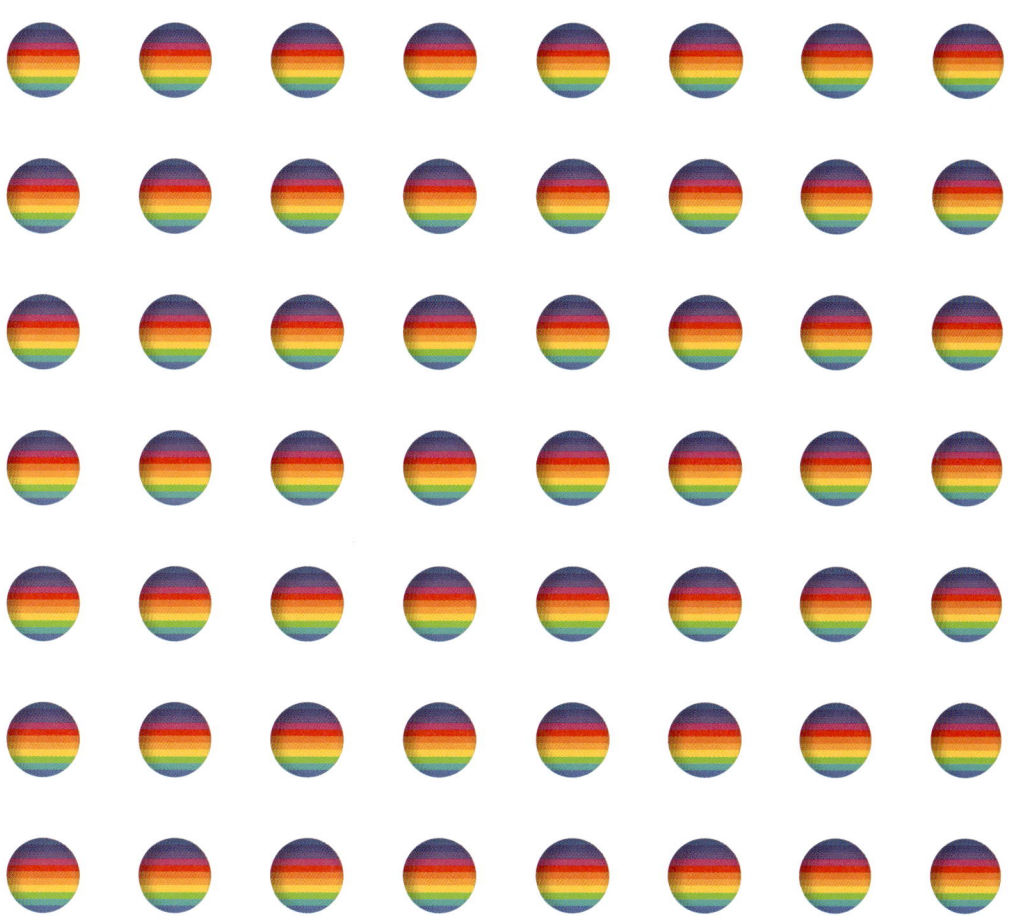

医歯薬出版株式会社

This book was originally published in Japanese
under the title of :

JISSEN SHANTOEKO
(Vascular access ultrasound in clinical practice)

HARUGUCHI, Hiroaki
 Haruguchi Vascular Access Clinic

© 2013 1st ed.

ISHIYAKU PUBLISHERS, INC
 7-10, Honkomagome 1 chome, Bunkyo-ku,
 Tokyo 113-8612, Japan

序

　シャントは不思議なもので，これがないと血液透析が行えず，生命を維持することができない．しかしその一方で，シャントの非生理的血流は人体に悪影響を及ぼすため，血管はシャントを閉塞させようと狭窄を形成する．狭窄が進行すると，シャントはある日突然閉塞し，その対応に窮することになる．動脈に直接穿刺したり，カテーテルを挿入したりして透析を行わねばならないが，それは，患者にとっても，透析スタッフにとっても大きな負担となる．

　ほんの十数年前まで，シャントの管理に超音波検査を使用するという考えはなかった．トラブルが生じれば外科治療を行うというスタンスが当然であり，どのような治療を行うかが，外科医の腕の見せ所であった．しかし，近年のインターベンション治療の飛躍的な普及によって，閉塞する前の治療が可能となってきた．また，透析効率を保つためにシャントを良好な状態に保つことが必要となってきている．そういった意味で，シャントの機能評価・形態評価を同時に行える超音波検査は，このうえない強力な武器となりうる．

　そのような考えのもと，2年前に筆者が編集させていただいた「バスキュラーアクセス超音波テキスト」は，ありがたいことに，多くの方から反響をいただき，活用していただいている．今回のテキストは，実際に私が経験した症例を提示し，それに対してどのように考えてエコーを行うかを示した．シャントエコーの考え方とテクニックを学ぶための実践的なテキストとして利用していただければ幸いである．

　エコーを行うには，理学所見を迅速・正確にとる技術が欠かせない．これは，シャントエコーを多く手掛けている検者ほど身に染みていることであろう．診断能力は，理学所見をとり，エコーを行い，再度理学所見をとるということの繰り返しで向上する．本テキストで，多くのページを理学所見にあてたのもそういった意味からである．検者はプローブを持つ前に，十分な時間をとって理学所見をとっていただきたい．

　なかなか筆の進まない私を叱咤激励していただいた医歯薬出版の編集者の方に，この場を借りて感謝する．どうにか本書の上梓にこぎつけることができ，少し肩が軽くなった．

　シャントエコーを行っている方，またこれからシャントエコーを行ってみようと思っている方にとって，本書が少しでも診療の役に立つことを願っている．

2013年4月

著者

実践シャントエコー
CONTENTS

序 ·· iii

1 バスキュラーアクセスと超音波検査 ·· 1
- VAの種類 ·· 1
- VAエコーの技術的側面 ··· 1
- 透析のツールとしてのVA ··· 2
- 理学所見の重要性 ·· 3
- チーム医療としてのVAエコー ··· 4

2 VA理学所見の取り方 ··· 5
- 視診 ··· 5
  1）血管の観察／5
  2）血管以外の観察／12
  3）手指の観察／12
- 触診法と圧迫法 ·· 12
  1）触診の方法／13
  2）血管分岐がある場合の狭窄のみつけ方／14
  3）分岐部を同定するための圧迫／15
- 上肢挙上法 ·· 16
  1）狭窄の確認／17
  2）瘤，静脈拡張の診断／17
  3）動脈圧迫法／18
  4）流入シャント静脈圧迫法／21
- VA理学所見のまとめ ·· 21

3 VA機能評価法 ··· 22
- 上腕動脈のパルスドプラ波形描出法 ··· 22
  1）使用するプローブ／22
  2）計測部位／22
- サンプルボリューム ·· 23
- 角度補正 ·· 23
- 血管径の測定 ··· 24
- 血流量の計算 ··· 26
- 血管抵抗指数 ··· 26
- 加速時間 ·· 27

v

4 基本的な走査法 ... 29
■ 前腕のAVF ... 30
　1）動脈の走査／30
　2）吻合部描出法／30
　3）静脈の走査の基本／31
　4）吻合部から肘窩まで／34
　5）肘窩部から上腕まで／34
■ 肘窩AVF ... 36
　1）肘窩AVFの種類／36
　2）肘窩AVFのエコー検査／37
■ さまざまなタイプのシャントの走査法 ... 37
　1）分岐血管／37
　2）蛇行血管／38

5 狭窄の病態と症状 ... 41
■ 狭窄の形態的特徴 ... 41
　1）内膜肥厚／41
　2）血管収縮／42
　3）静脈弁肥厚／43
　4）壁石灰化／44
■ 狭窄の好発部位 ... 44
　1）吻合部の1〜5cm以内の静脈／44
　2）合流部，もしくは分岐部／44
　3）静脈弁／44
■ 脱血不良 ... 45
　1）シャント狭窄と脱血不良／45
■ 静脈圧上昇 ... 52
■ 再循環 ... 58

6 グラフトの基礎知識とエコー ... 63
■ グラフトの種類と特徴 ... 63
　1）ePTFEグラフト／63
　2）ポリウレタン製グラフト／63
　3）PEPグラフト／65
　4）どのグラフトを選択するか／65
■ グラフト移植の適応 ... 66
■ 流出路静脈狭窄 ... 67
■ 穿刺困難 ... 67

- グラフトの理学所見 …… 67
- AVG の超音波検査 …… 68
  - 1）血流量測定／68
  - 2）形態観察／68
- AVG の管理 …… 69
  - 1）静脈圧の変化／69
  - 2）血流量／71
  - 3）感染，穿刺困難，血清腫，仮性瘤／72

7 さまざまな合併症 …… 73

- 血栓 …… 73
  - 1）血栓性閉塞／74
  - 2）部分血栓／77
  - 3）シャント本幹に血栓があり，側副静脈にシャント血が流入／79
- 瘤 …… 82
  - 1）瘤の観察ポイント／83
  - 2）瘤のエコー描出法／85
  - 3）グラフトの瘤／86
  - 4）瘤の治療法／87
- 静脈高血圧症 …… 89
  - 1）ソアサム症候群／89
  - 2）前腕型静脈高血圧症／92
  - 3）上肢型静脈高血圧症／95
- グラフト感染 …… 97
  - 1）AVG 感染の原因と起炎菌／97
  - 2）グラフト感染の観察ポイント／97
  - 3）グラフト感染におけるエコーの観察ポイント／98

8 穿刺とエコー …… 105

- ボタンホール穿刺 …… 105
- 穿刺部血管の瘤化 …… 106
- 穿刺困難症例 …… 107
- 穿刺部の血栓形成 …… 109
- 穿刺部からのリークと血腫形成 …… 110
- 穿刺とエコーのまとめ …… 112

索　引 …… 113

1 バスキュラーアクセスと超音波検査

　バスキュラーアクセス（vascular access：VA）は，血液透析患者にはなくてはならないものであり，「命綱」に例えられる．この命綱が切れた時，または切れそうになった時，患者は強い不安をもつことになる．一方，透析スタッフは日々，VA の穿刺を行いながら患者と接している．VA は患者とスタッフをつなぐ「綱渡し」の役目をもつ．患者は「今日はうまく穿刺してもらえるだろうか？」「あの看護師が来てくれればいいな」と思いながら透析を受け，一方透析スタッフは，「順調に脱血できているか？」「静脈圧は高くないか？」など，絶えず VA の状態に注意を払って透析を行う．

　しかし，いくら注意して管理していても，VA は突然閉塞することがあり，ときにその対応に苦慮することになる．最近，閉塞の予測や VA トラブルの診断に，超音波が使われはじめた．超音波検査は非侵襲的であり，機能と形態を同時に評価することが可能で，VA トラブルの診断には欠かせないツールとなっている．

■ VAの種類

　現在使用されている VA は，自己血管内シャント（AVF），人工血管内シャント（AVG），動脈表在化，カテーテルの4種類である．AVF と AVG は動・静脈がバイパスされた「シャント」であり，非生理的な血流を有する．一方，動脈表在化とカテーテルは「非シャント」となる．

　我々が日常診療で使う「シャント」という言葉は，正確には「バスキュラーアクセス」という名称であり，血液の出入り口のことである．わが国では「シャント」は95％以上を占めており，バスキュラーアクセス＝シャントと考えてもおおむね問題ない．本書では文字通り「シャント」に焦点を絞って，その実践的なエコーについて解説する．

■ VAエコーの技術的側面

　VA のエコーを始めたばかりの方にとっては，まずエコーの技術的な側面が問題になるであろう．ある程度見えるものに対して行うエコーは逆に難しいのである．特に表面に近く，蛇行が強い血管は，良好に描出することが困難となる．「見逃しなく行えるルーチンの方法がない」，「肉眼で見えているが描出することができない」など，戸惑うことも少なくないだろう．

　腹部や心臓のエコーは，ある程度ルーチン化した手技のなかで「異常」をみつけていく作業になるが，VA はもともと非生理的なものであり，種類や形態のバリエーションが豊富である．上腕動脈血流量をとってみても，200 mL/min 未満のものから 3,000 mL/min 以上まで幅が広い．このような VA では，これまでのような「異常を探す」という手法をそのまま用いることができない．それは，血管のエコーに習熟した検者でも同様であると考える．バリエーションの多い VA のエコーに関しては，定まったメソッドを作成することが困難であり，筆者も日々，試行錯誤を繰り返して

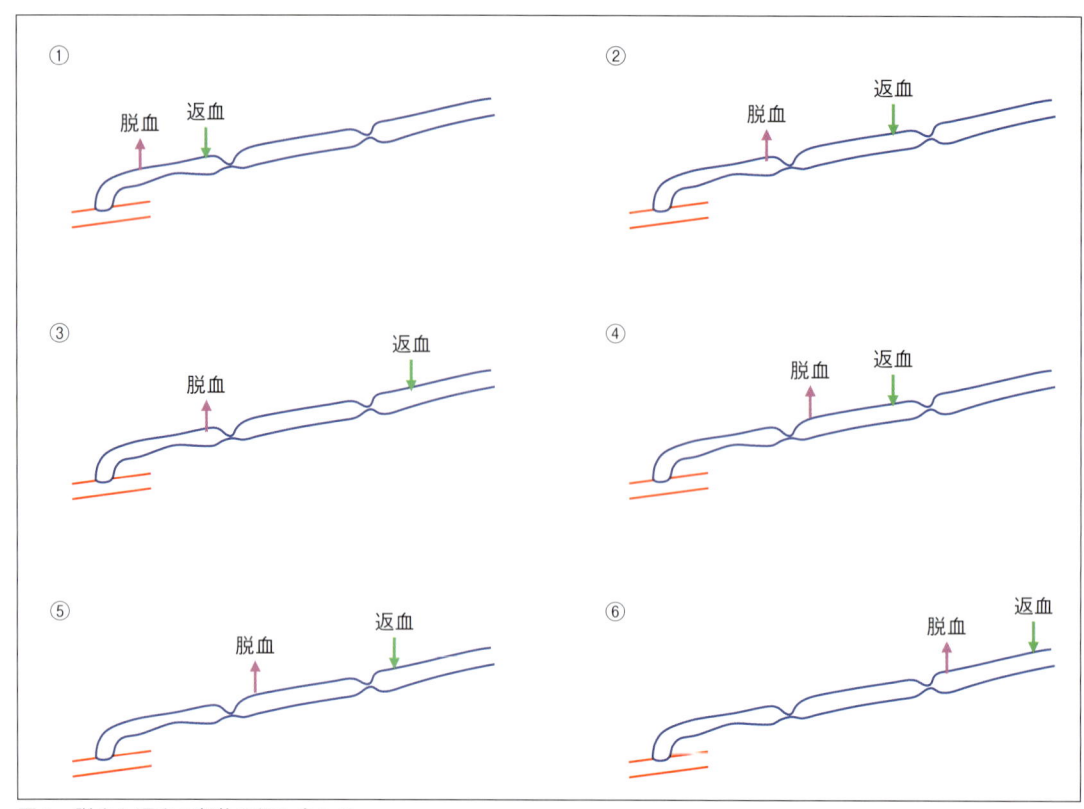

図1 脱血と返血の部位の組み合わせ

いる．本書に記載した技術も，現時点で私が行っている方法であることを理解していただきたい．

そうはいっても，ある程度の基礎知識をもって検査を行うのは当然であり，「バスキュラーアクセス超音波テキスト」（医歯薬出版，2011）には，透析の基礎，解剖，バスキュラーアクセスの基礎，血管エコーの基礎など，必要な項目はほぼ網羅した．

しかし，テキストを参考にしても，実際の患者を目の前にすると，「いったいどこから手を付けていいのか？」と戸惑うことが少なくないであろう．本書では，特に症状や検査依頼から，どのようにVAを考えて，エコーで診断するかに焦点をあてて解説した．より実践的なテキストとして使用していただきたい．

透析のツールとしてのVA

VAは，効率のよい透析を，長期にわたって反復して使用するためのツールであり，血液浄化が必要なければVAは必要ない．また，静脈からの血流で十分な血液浄化が行えるのであれば，VAは必要ない．そういった意味で，VAは透析療法の変化に伴い変化する．たとえば，透析時の脱血量は120 mL/minから400 mL/minと幅が広い．120 mL/minの脱血がぎりぎりのVAでは，200 mL/minの脱血量で透析は行えない．また，200 mL/minで透析を行っている患者でも，脱血量を400 mL/minにすれば，脱血不良になる可能性もある．

またVAは，どのように穿刺するかによって，まったく異なる病態を呈することを理解しておかねばならない．たとえば，2カ所に狭窄がある

表1 穿刺部位の違いによる症状の違い

図1	脱血	返血
①	脱血良好	静脈圧上昇（再循環）
②	脱血良好	静脈圧上昇
③	脱血良好	静脈圧低値
④	脱血不良（良好）	静脈圧上昇（再循環）
⑤	脱血不良	静脈圧低値
⑥	脱血不良	静脈圧低値

AVFでは，脱血と返血部位の組み合わせは6通りあるが（図1），穿刺部位の違いにより，脱血不良を生じたり，静脈圧上昇や再循環を呈する（表1）．すなわち，同じシャントであっても，どのように使用するかによって，治療が必要な場合とそうでない場合がある．したがって，検者には透析に関する最低限の知識が要求される．検者は，エコーを通して「シャントそのもの」を理解することになるが，そのシャントが実際透析でどのような役割を担っているかを想像しなければならない．

理学所見の重要性

VAは，患者によってバリエーションが豊富であり，ルーチン化した検査法がない．異常所見の見逃しを防ぐためには，非常に多くの時間を割く必要が生じる．VAエコーに慣れないと，1例に30分以上の時間を要することになる．そこで特に有用となるのが理学所見である．VAは，実際その状態を皮膚の上からみることができ，「触る」「聞く」といった理学所見が有用となる．実は，理学所見だけで80%以上の症例で診断をつけることが可能である．エコーはそれを裏付ける気持ちで行うと，短時間で正確な検査が行える．

多少，前後はあるものの，VAエコーを行う場合の手順は以下のようになる．

①依頼目的を知る．
②今までのエコー検査の情報を知る．
③透析記録やチャートで透析の状態を知る．
④患者の病歴を知る．
⑤依頼目的と透析の状態を元に理学所見をとり，大まかなVAの構造と機能を理解する．
⑥エコーでVAの機能評価を行う．
⑦エコーでVAの形態評価を行う．
⑧再度理学所見をとり，エコー所見と一致するかどうかをチェックする．
⑨理学所見とエコー所見で現在の症状を説明できるかどうかを判断する．
⑩依頼目的，理学所見，エコーでの所見から総合的に診断を行う．

このようにみていくと，透析の知識と理学所見を正確にとることがいかに重要であるかがわかる

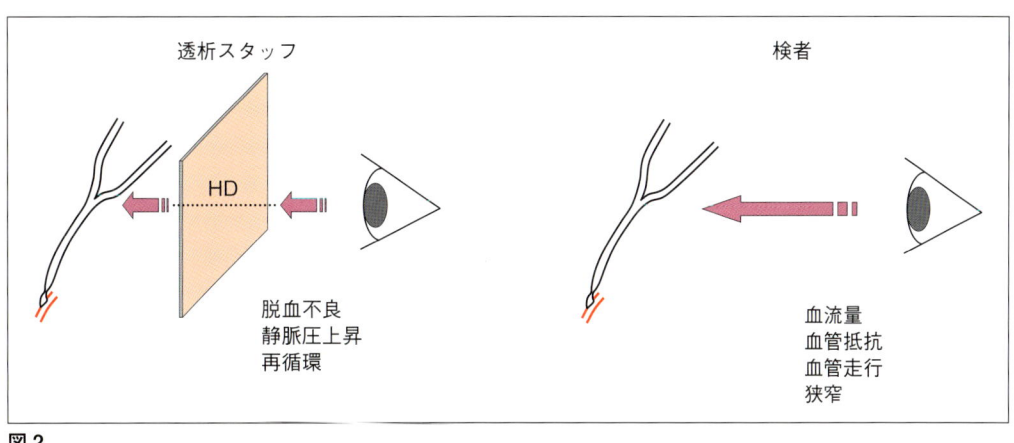

図2

と思う．本書は特に，理学所見に関しては多くのページを割いて詳述したので，ぜひ参考にしていただきたい．

■ チーム医療としてのVAエコー

医師，看護師，臨床工学技士が主体となって透析患者に関与するが，その他，栄養士，薬剤師，臨床検査技師，診療放射線技師，ソーシャルワーカーなどさまざまなスタッフがかかわる．VAエコーでは，特に臨床検査技師の役割が大きい．

透析スタッフは，血液透析を介してVAを理解しているが，検者はVAそのものを理解している（**図2**）．実は，VAエコーにおいて，この両者はいずれも大切なものである．透析スタッフは，理学所見やエコーを介して，「VAそのもの」を理解するように努めなければならない．一方検者は，透析ではどのような症状が出現するかを考えながらエコーを行う必要がある．自分が検査しているシャントを，透析スタッフはどのようにみているのであろうか？　それを知るには，ときには透析室に行き，穿刺現場を観察することが重要となる．一方透析スタッフも，検査を超音波検査技師任せにするのではなく，ぜひ検査室に出向いて検査の実際を観察していただきたい．穿刺技術や狭窄の診断に役立てることができるはずである．VAエコーの診断には，両者の緊密なコミュニケーションが欠かせない．

参考文献

1) 春口洋昭編著：バスキュラーアクセス超音波テキスト．医歯薬出版，2011．

2 VA理学所見の取り方

■ 視診

　VAを検査する超音波検査技師にとって，適切に理学所見をとることは，エコーを正確に行うことと同様に重要である．理学所見から異常所見を診断し，それをエコーで確認，再度理学所見をとるといったことを繰り返すことで，VAの診断能力が向上する．本章では，理学所見の取り方について解説する．

　VAの理学所見は大きく，視診，触診，聴診に分けることができる．これは，胸部や腹部の診断と共通であり，五感を使って最大限の情報を引き出すことである．内臓や下肢や頸部の動脈と異なり，シャント静脈は表在にあるため，視診だけでもかなりの情報がもたらされる．そこでまず，視診について考えてみよう．

1) 血管の観察

　図1はタバチエール内シャントの腕の写真である．吻合部が少し盛り上がっており，わずかにくぼんだ部分がみられる．血管走行は良好に追うことが可能である．手関節のやや中枢で背側枝が分岐，その後すぐ2分岐して前腕で2分岐し，上腕で再度合流している．また，図2の症例では矢印の部位の血管が細く，ここに狭窄があるように感じられる．

　このように，視診ではまず吻合部を確認し，その後血管分岐を中心に肘上まで観察する．その時に，瘤の状態，穿刺部を確認することができる．症例によっては狭窄部も確認することができる．ただ，視診で狭窄が疑われても狭窄病変がない場合や，逆に視診では狭窄を認めないが実際は高度な狭窄がある場合もある．そのため，触診や聴診を行い，総合的に診断することが重要となる．

　分岐に関しても，皮下脂肪の多い患者では，視診だけで血管分岐をとらえることはできない．図3はボタンホール穿刺を行っている患者であるが，一見して静脈はみえず，理学所見だけでは診断できない（図3A）．エコーを行ってはじめて図3Bのように血管走行を知ることができた．

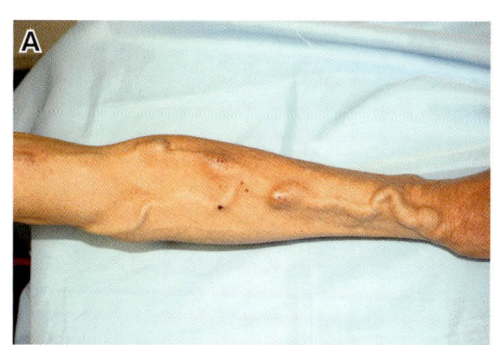

図1　タバチエール内シャント症例

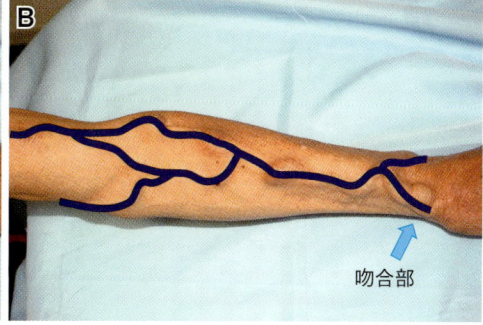

吻合部

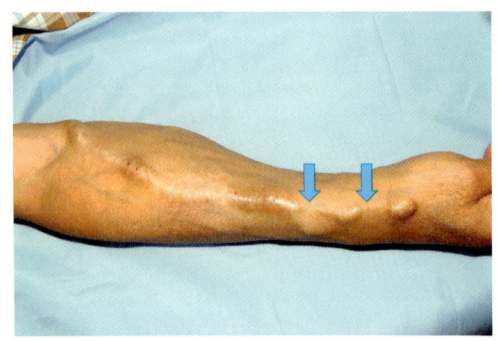

図2 タバチエール内シャント症例
視診で2カ所に血管の拡張不良を認める．エコーでこの部位の狭窄を確認した．

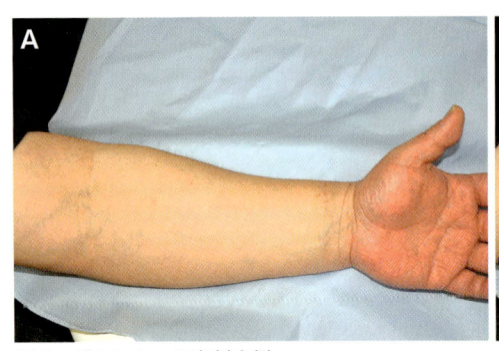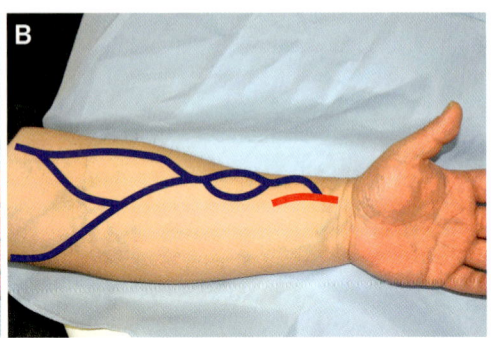

図3 ボタンホール穿刺症例
A：ボタンホールで透析を受けているが，血管走行は不明．
B：エコーで血管走行を確認してマッピング．

　また，視診で血管走行をある程度確認できるが，局所の血管の変化がわからない場合がある．**図4**はAVF症例で，前腕末梢に吻合部がある．一見すると良好な血管で，狭窄部はみられないが，エコーでは4カ所に有意な狭窄を認めた（**図4：①〜④**）．**図5A**はタバチエール内シャントの症例である．吻合部やや中枢に狭窄病変を認めるが，視診では明らかな狭窄は認められなかったため，エコーを行ったところ狭窄を確認することができた（**図5B**）．**図6**の症例は前腕で作製したシャントである．この症例も視診上明らかな狭窄を認めないが，エコーでは2カ所に有意狭窄を認めた（**図6B**）．一方，視診では狭窄様にみえても，血管が蛇行して深く潜っているだけで，実際は狭窄がない症例もある（**図7**）．
　シャント静脈では，しばしば蛇行が著明となる．血流が過剰になると，血管が拡張するだけではなく長くなることがある．すなわち血管は，限られたスペースでは蛇行することで長さを調整する．蛇行した静脈は多くは視診だけでわかるが（**図8**），蛇行した静脈が深い位置を走行していると，視診だけでは蛇行の状態を確認することはできない（**図9A**）．このような症例では，エコーを施行してはじめて蛇行に気づく（**図9B**）．また，一見瘤のようにみえても，蛇行した静脈が集簇した場合もあり，エコーでしっかりと判別をつける必要がある．
　視診で重要なのは，吻合部を特定することである．多くは，皮膚切開創や，拡張した静脈を観察するだけで吻合部を特定することができる．**図10A**の症例は，タバチエール内シャントであるが，エコーで観察すると，側々吻合で作製されていることがわかる（**図10B**）．**図11**は一見前腕末梢に吻合部を有するシャントのようではあ

2. VA 理学所見の取り方

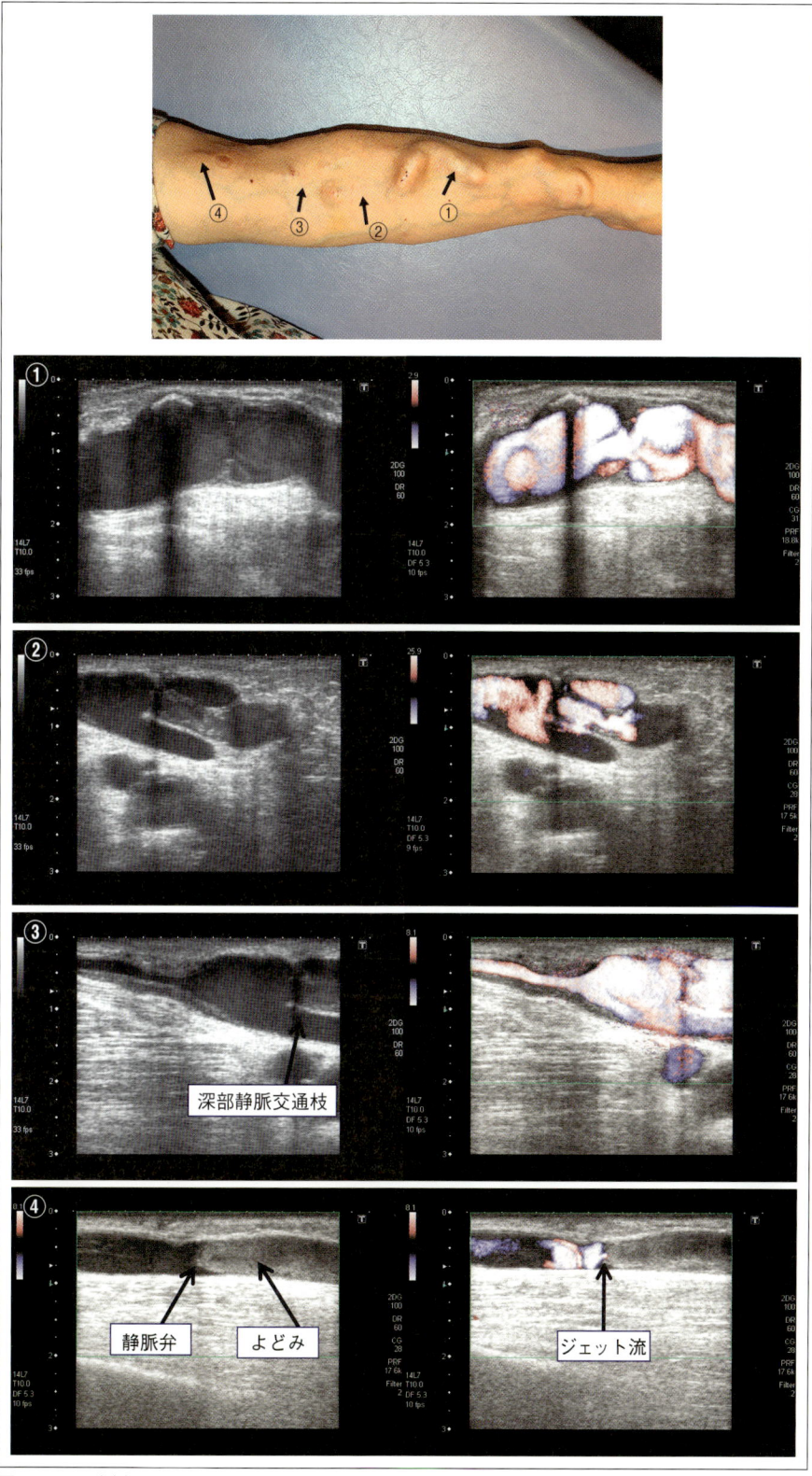

図4　AVF 症例
　視診だけでは狭窄病変が不明であるが，エコーで狭窄部が判明した．
①〜④；左：Bモード，右：ADF（advanced dinamic flow）.

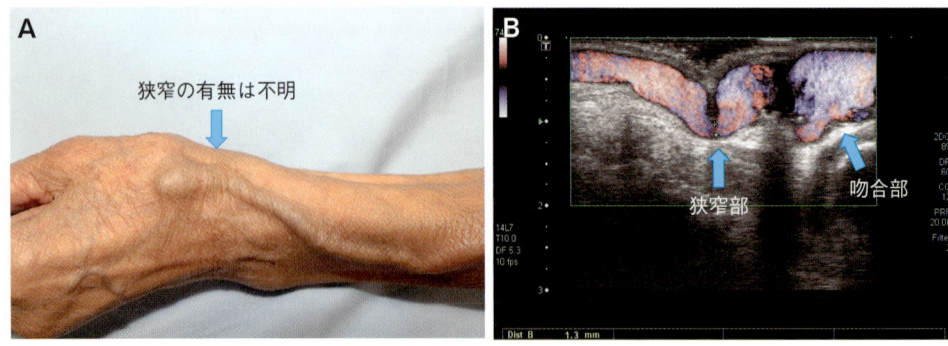

図5 タバチエール内シャント症例
　A：狭窄の有無は不明であったが，B：エコーにて吻合部やや中枢に狭窄を認めた．

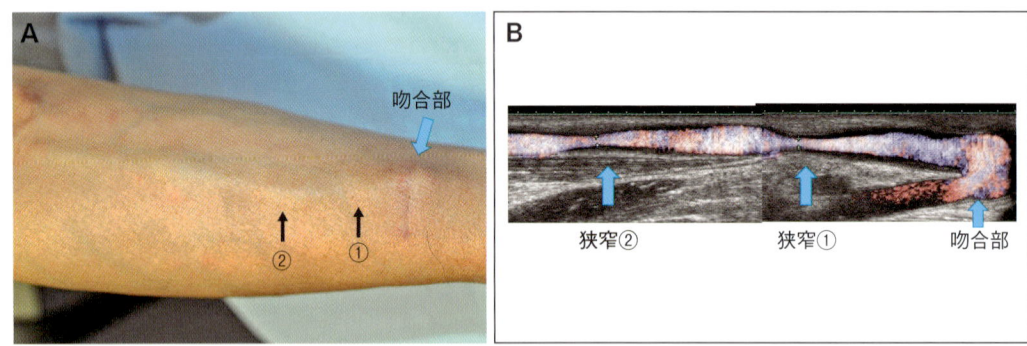

図6 前腕の内シャント
　A：視診上は狭窄を認めないが，B：エコーでは2カ所に狭窄を認めた．

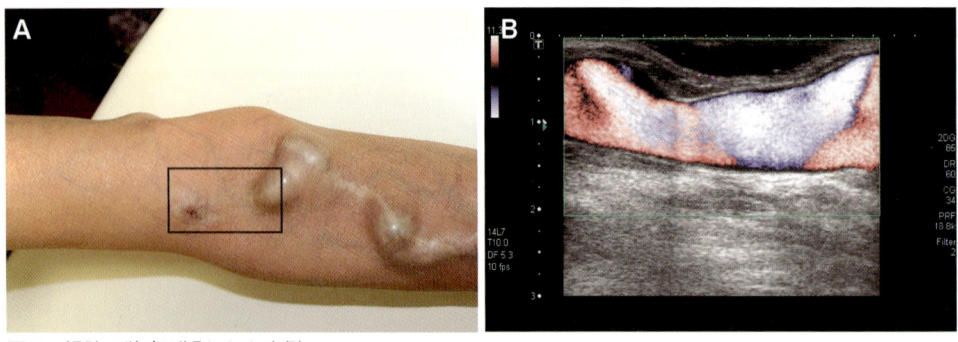

図7 視診で狭窄が疑われた症例
　A：視診上は血管がわからず狭窄が疑われたが，B：エコーでは明らかな狭窄は認めなかった．

2. VA理学所見の取り方

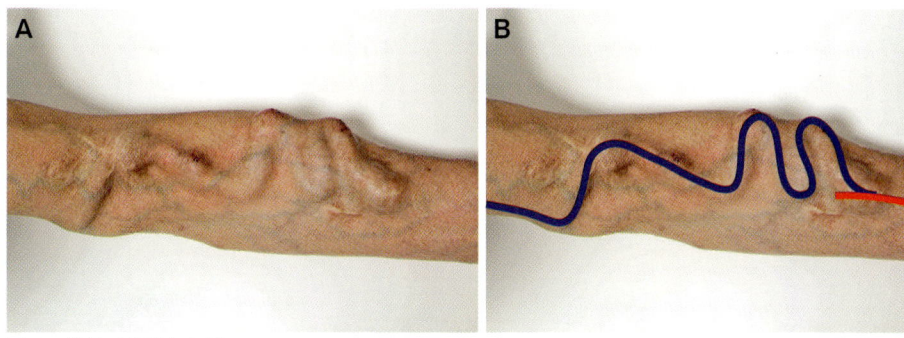

図8　蛇行が著明な症例

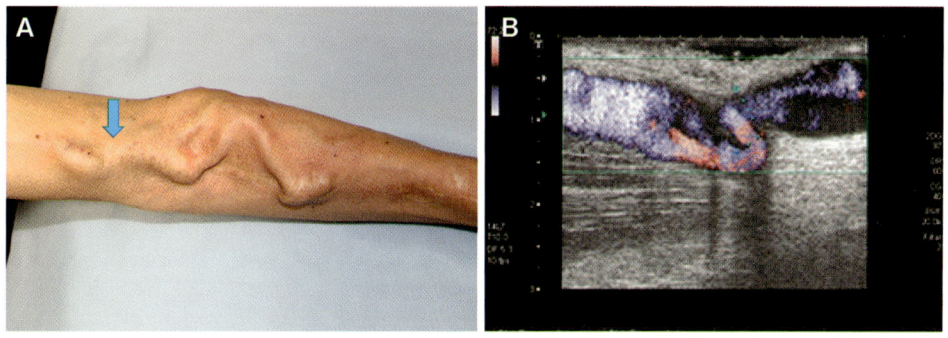

図9　蛇行状態の確認
　A：静脈が蛇行して狭窄を認める．そのため，シャント内圧がやや高い状態であった．
　B：静脈が前後方向に蛇行しており，蛇行血管に狭窄を認める．

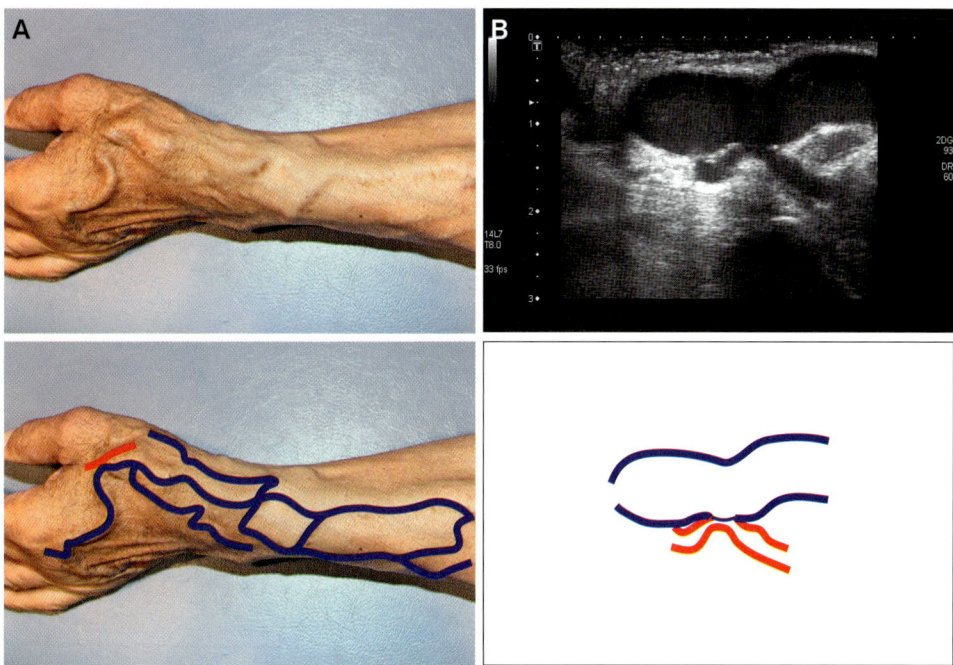

図10　タバチエール内シャント
　A：側々吻合されていることが示唆された．B：吻合部のエコー所見により側々吻合であることがわかる．

9

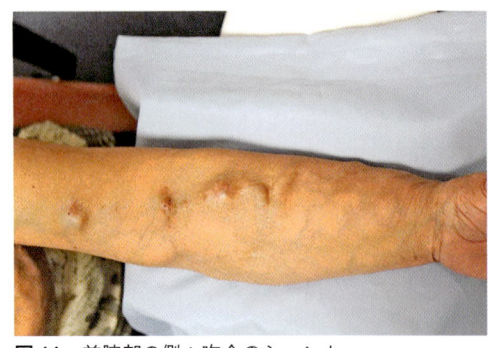
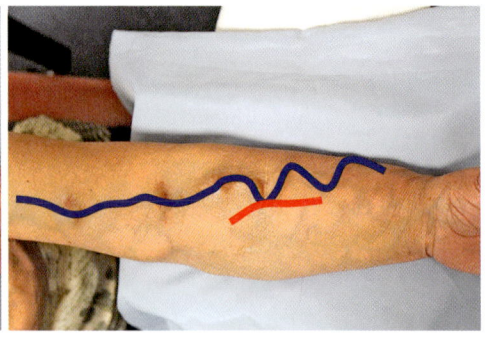

図11 前腕部の側々吻合のシャント

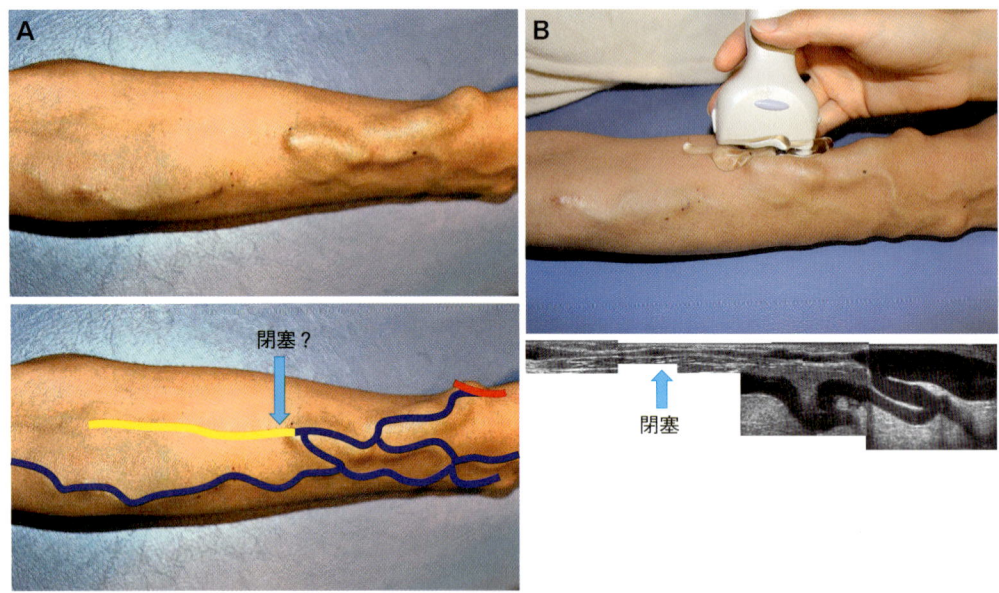

図12 本幹が閉塞して側副静脈に流入
　A：視診では本幹が途絶しているようにみえる．B：エコーでは，シャント本幹が閉塞しており，すべての血流が深部静脈に流入していた．

が，実は前腕中央部に側々吻合で作製されたものであり，一部のシャント血流は手指側に逆流している．

　本幹の狭窄や閉塞のため，側副静脈が発育する場合も多い．**図12**の症例は，視診では，本幹が途絶しており側副静脈に流入しているようにみえる．エコーを施行したところ，視診の見立て通り，シャント静脈本幹が閉塞しており，側副静脈への流入が認められた．このように，側副静脈の状態を観察することで，本幹の血管の閉塞や狭窄を予測することが可能となる．エコーを行う前に，視診である程度の予測を立てることは，効率的な超音波検査のために重要である．

　まれではあるが，視診だけでは動脈と静脈を取り違えることもある．**図13**の症例は，タバチエール内シャントである．視診では，吻合部から静脈が2分岐しているようにみえるが，実際は矢印の血管は動脈であった．この場合は，この血管を圧迫することでシャント吻合部の血流が消失したことから，動脈であることが判明した．

　前腕のみで静脈が観察され，肘部寄り中枢ではシャント静脈が確認できないこともある．皮下脂

2. VA 理学所見の取り方

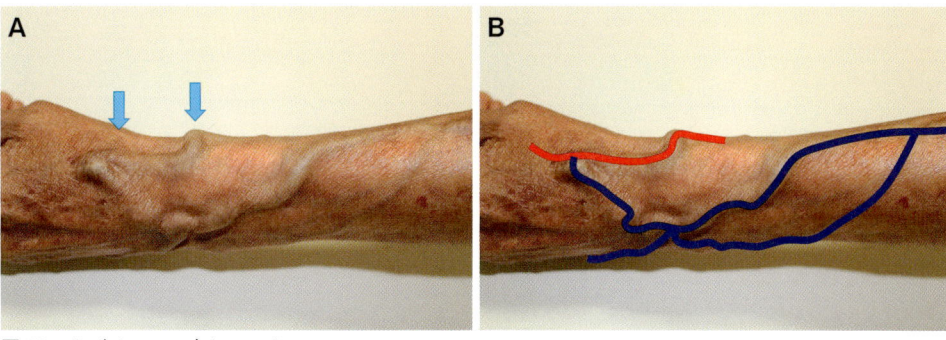

図13 タバチエール内シャント
矢印の血管は静脈ではなく自然に表在化された動脈.

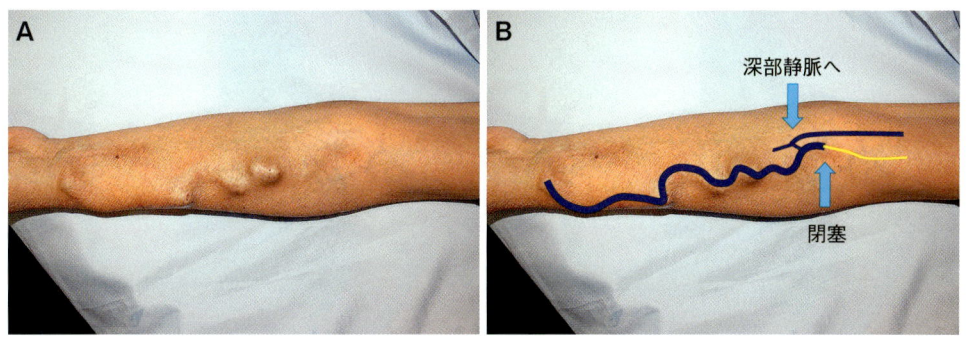

図14 肘部で表在静脈が閉塞して深部静脈に流入している内シャント
A：肘より中枢の静脈が確認できない．B：肘部で橈側皮静脈が完全閉塞しており，すべての血流が深部静脈交通枝を介して深部静脈に流入している．

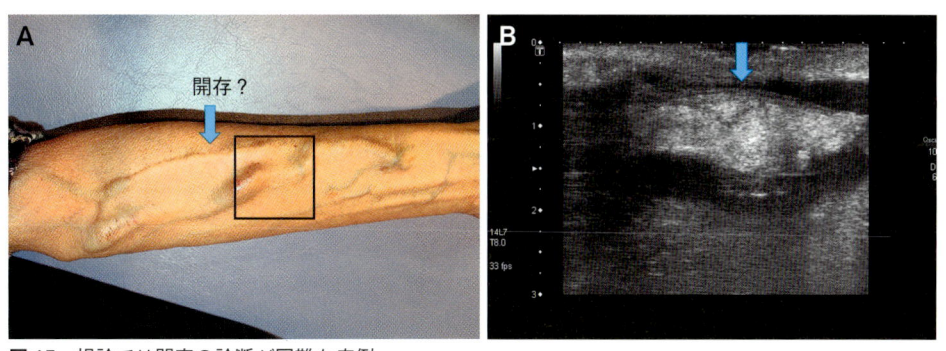

図15 視診では閉塞の診断が困難な症例
A：視診では静脈が開存しているようにみえるが，B：エコーでは完全閉塞（矢印）していることが確認できた．

肪の多い患者では，表在静脈を観察することが困難である．**図14A** の症例は，エコーで観察したところ，肘部で表在静脈が完全閉塞しており，深部静脈交通枝を介して中枢に流入していたことが判明した（**図14B**）．このようなシャントでは，静脈内圧が高いことが多く，後述する触診を併用することで，理学所見の精度が高まる．

視診で開存しているようにみえる静脈でも，完全閉塞している場合がある．**図15** の症例は，矢印の静脈は開存しているようにみえたが，エコーでは閉塞していることを確認した．

11

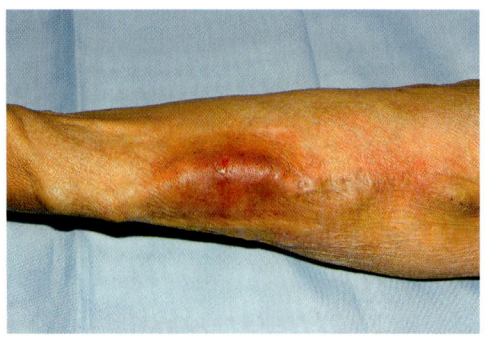

図16　シャント感染
感染部の皮膚に発赤と一部皮膚のびらんを認める．

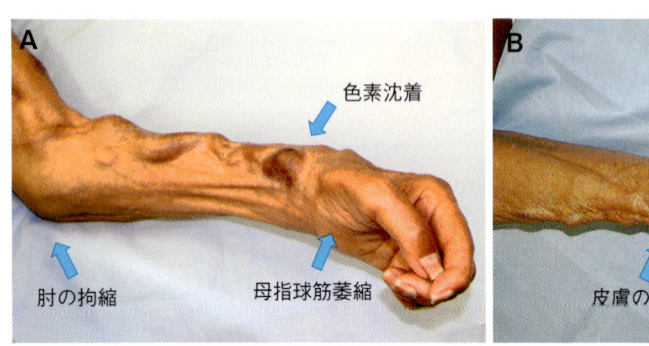
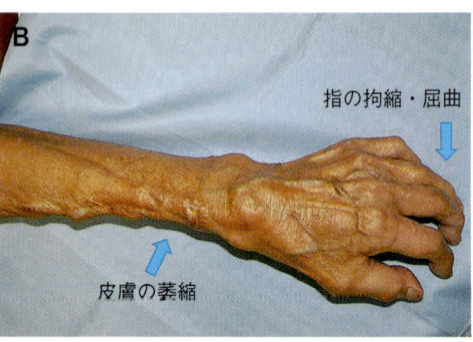

図17　朝夕透析患者の前腕
肘の拘縮，手指の拘縮，皮膚の硬化・萎縮，色素沈着，母指球筋の萎縮などがみられる．

2）血管以外の観察

視診では，血管走行以外にも，手指の色調や浮腫・腫脹，皮膚の乾燥度，発赤を観察する．エコー室ではまず部屋を明るくし上肢をよく観察しよう．発赤はシャント感染や血栓性静脈炎，静脈高血圧症でみられる．感染では，皮膚のびらんや排膿を呈していることがある（図16）．化膿して皮下に液体の貯留がある場合は，軟らかいため，一見して血栓性静脈炎とは鑑別可能である．透析が長期になると，指関節の拘縮がみられる（図17）．また，皮膚が薄くなり，肘関節の拘縮も出現する．手根管症候群が進行すると，母指球筋が萎縮することもある．これらの変化は直接VAとは関連がないが，動脈硬化の進行や手指の循環障害をきたしていることがあるので注意を要する．

3）手指の観察

シャントのエコーを行う場合，どうしても手指の観察がおろそかになってしまうが，手指の状態からは多くの情報を得ることができる．手指の色調不良は，虚血の場合とうっ血の場合がある．この両者はまったく異なった病態であり，治療法も異なる．ソアサム症候群は，シャント静脈血が手指に逆流して生じるものであり，手指のうっ血である．一方スチール症候群は，シャントによって，手指の動脈血流が低下するために生じる．両者の病態の違いを認識しておけば，適切な検査が行える．

■触診法と圧迫法

シャントは静脈に多くの血液が流入するため，血流が静脈壁に与える振動を「スリル」として感

2. VA理学所見の取り方

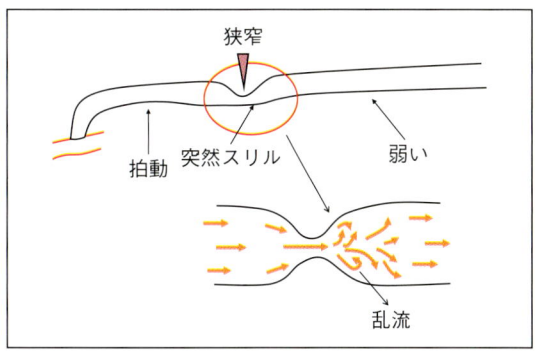

図18 狭窄とシャントスリルの関係

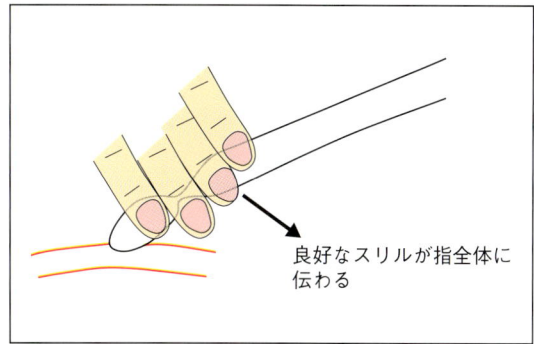

図19 指4本での触診

じる．スリルは，指先に感じる「ざわざわ」としたものである．スリルが感じられない場合はシャント閉塞が疑われる．また，その性質の変化で，おおよそのシャント機能を類推することが可能である．

スリルは乱流が強い部位で強く感じる．シャント吻合部近傍は乱流が強く，その分スリルも強い．吻合部から離れるにしたがって，スリルも弱くなる（図18）．スリルの強さは，シャント静脈の深さにも依存する．血管壁から皮膚までの距離が長いと，その分スリルが弱くなる．人工血管は壁が厚く，乱流による壁の振動が少ないため，自己静脈と比べるとスリルは弱い．すなわち，スリルは①乱流の強さ，②皮膚からの距離，③血管の硬さによって変わる．

狭窄を有するシャントの吻合部寄りは，乱流が少ない．エコーで観察すると，血液がゆっくりと渦巻くように流れているのがわかる．このような部位では，スリルではなく拍動として触れる．エコーでは，この部位は拡張期の流速がないのが特徴である．また，良好な血流をもつシャントであっても，中枢部はスリルが弱くなる．川で例えると，吻合部は滝壺で，その後上流では濁流になるが下流では穏やかな流れになるのと似ている．異常な降水量で川が氾濫する時は河口付近でも濁流になるが，これはシャントでいえば過剰血流に相当する．

1）触診の方法

通常，触診は第2から第4ないし5指の3，4指の指の腹を軽くシャント静脈に触れて行う．強く圧迫すると，本来のシャント機能を評価することができないので，かならず皮膚に触れるか触れないかの程度で触診をする．シャント吻合部から順に，中枢に向けて指を移動してゆき，スリルの変化をみる．適正なシャント血流では，吻合部で強いスリルがあり，肘よりも中枢ではスリルがほとんどなくなる．人工血管の場合も，動脈吻合部，静脈吻合部，さらにその中枢に向けて指を動かしてゆく．

(1)指1本の触診

指4本の触診は，シャント全体の機能（血流量）をチェックするには有効な方法であるが，狭窄部位を特定するには，指1本の触診が有効になる．指4本の触診法では，拍動部と良好なスリルの部位の両方の情報を指が感じとるが（図19），その時にスリルの情報が印象に残るため，拍動を察知することが難しくなる．狭窄部を同定するためには，指1本で吻合部から少しずつ指を中枢に移してゆくのがよい．狭窄部の吻合部寄りは，内圧が高く拍動になり，狭窄部はジェットの血流が流れ，そのすぐ中枢で乱流を生じる．そのため，狭窄部のすぐ中枢では強いスリルを感じる．その中枢は層流となり，スリルは弱くなる（図20）．このように，指1本で触診することで，劇的に変化する部位を特定することが可能になる．

13

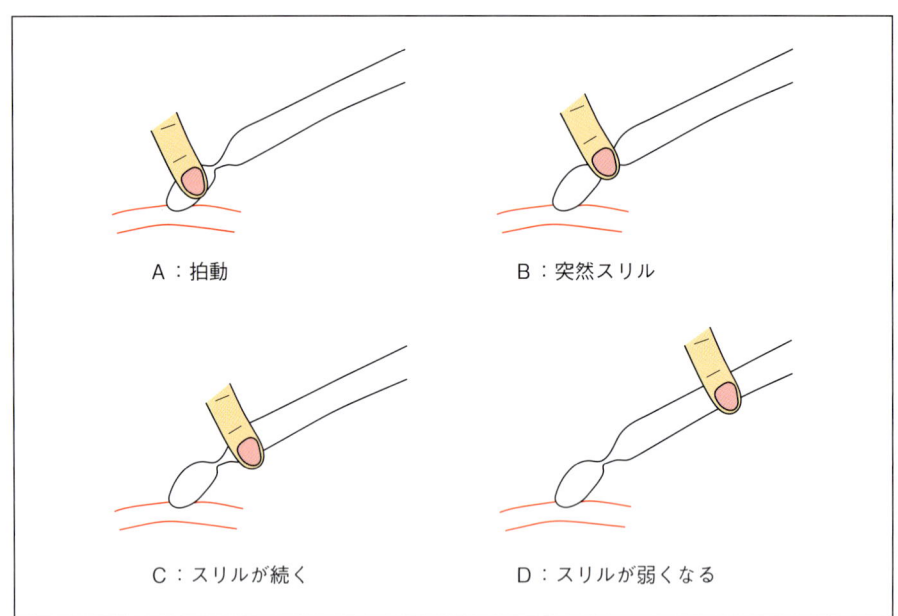

図20 指1本での触診

　触診して血管が硬い場合は，少し圧迫してみるとよい．内部に血栓がない場合は，押し返すような弾力があるのでわかる．弾力がない場合は，血栓（壁在血栓），壁の石灰化，もしくは皮下組織の硬化によるものであり，これらはエコーで鑑別することができる．

　指1本の触診法は，理学所見のなかでもエコー検査にもっとも有効な方法であり，検査する前にかならず行うことで，狭窄病変の見落としをなくして時間を短縮できる．

2）血管分岐がある場合の狭窄のみつけ方

　側副静脈がない1本のシャント静脈では，前述のような触診法が有用であるが，側副静脈や血管の分岐があると，単純な触診法だけでは狭窄部を同定することが困難となる．たとえば，**図21**のように分岐後の静脈に狭窄が存在する場合は，ほとんどの血液が狭窄のない静脈に流入する．そのため，狭窄部の末梢側で触診しても良好なスリルとして感じる．

　分岐血管がある場合は，このように単に触診するだけでは狭窄部を同定することは困難となる．

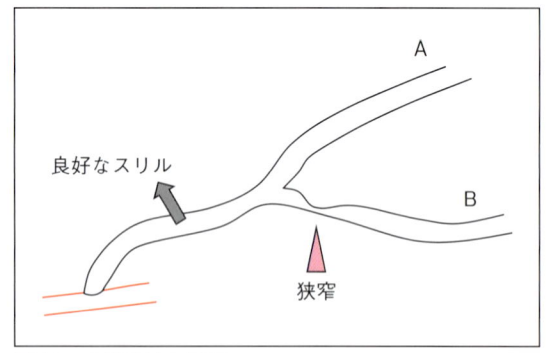

図21 血管分岐と狭窄

その場合，片方の静脈を圧迫し，血管を1本化して診察することが有用になる．

　図21のように，血管が2分岐しており，Bの静脈に狭窄がある場合で考えてみよう．シャント静脈を1本化するためには，AまたはBの分岐静脈を圧迫すればよい．まずBを圧迫してみる（この時点で，狭窄の有無や狭窄部位は同定されていない）．もともとほとんどの血流がAに流入していたため，Bの血管を圧迫して血流を遮断しても，血行動態の変化はわずかであり，スリルの変化はほとんどない（**図22**）．次に，Aの血管を圧迫する．そうすると，すべてのシャント血流が

2．VA 理学所見の取り方

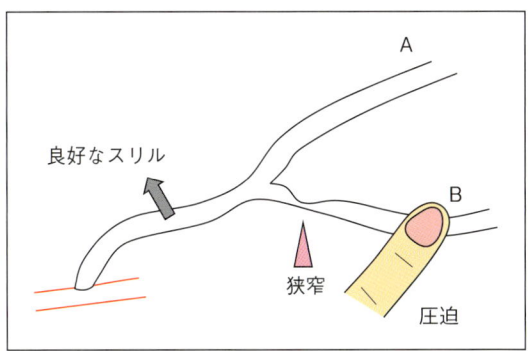

図22　Bの静脈を圧迫

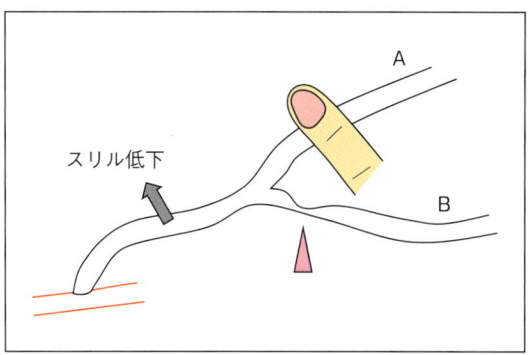

図23　Aの静脈を圧迫

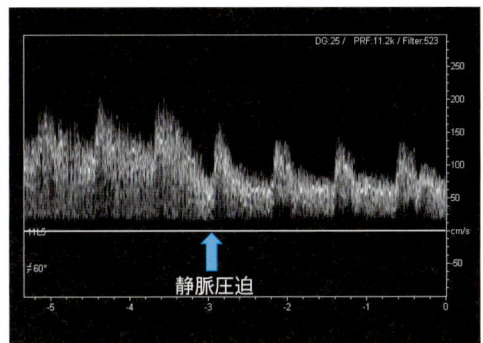

図24　分岐後の血管圧迫前後の上腕動脈パルスドプラの変化
　狭窄がない側の分岐静脈を圧迫すると，上腕動脈の流速が低下し，血流が低下したことがわかる．

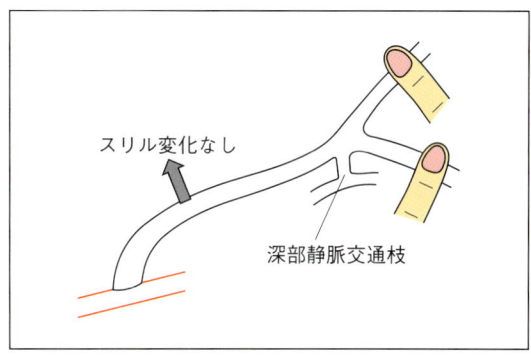

図25　スリル変化のない場合
　分岐後の血管の両方を圧迫してもスリルの変化がない場合は，深部静脈交通枝に流入している．

狭窄のあるBに流入するため，シャント血流量が極端に減少する（**図23**）．**図24**は，圧迫前後で上腕動脈のパルスドプラを測定したものであるが，圧迫することで流速が低下しているのがわかる．触診では，吻合部近傍のスリルが低下して拍動になる．このことから，B側に狭窄病変があることが判明する．この状態のまま，他方の指1本で吻合部から順に触診することで，狭窄部を同定することが可能になる．この場合，AとBの両方を圧迫すれば当然拍動になるが，場合によってはスリルが全然変化しないこともある．この場合は，**図25**のように2分岐する前に分岐（たとえば深部静脈交通枝）があることがわかる．

3）分岐部を同定するための圧迫

　皮下脂肪の多い場合は，肉眼で分岐を同定する

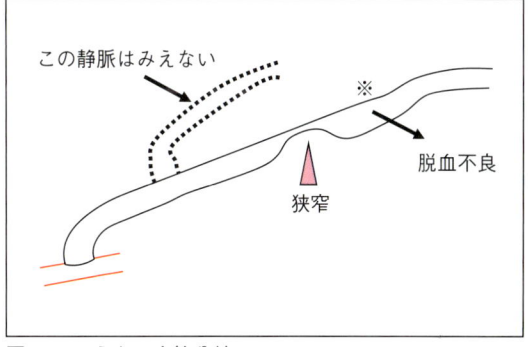

図26　みえない血管分岐

ことが困難な場合も少なくない．そうでなくても，深部静脈交通枝への流入は血管をみることができない．
　たとえば，**図26**のように分岐している場合を考えてみよう．狭窄があるため，※部では脱血不良がある．その原因は手前の分岐静脈に血流が

15

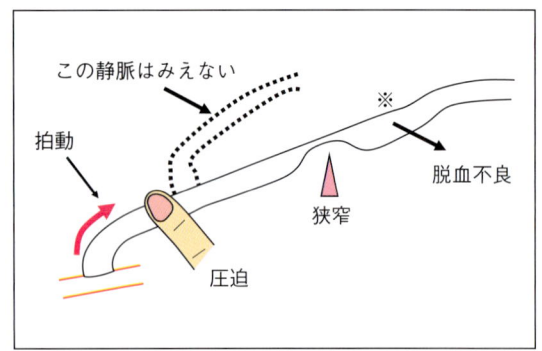

図27 みえない血管分岐（吻合部近傍で圧迫）

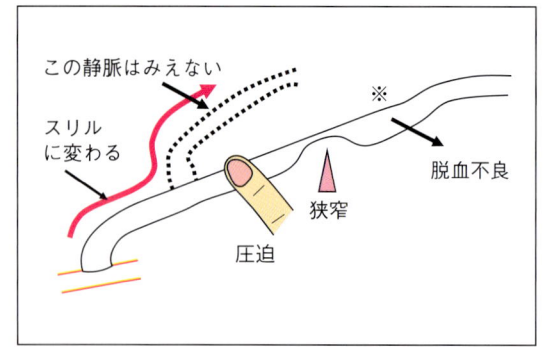

図28 みえない血管分岐（圧迫部を少しずつ中枢にずらす）

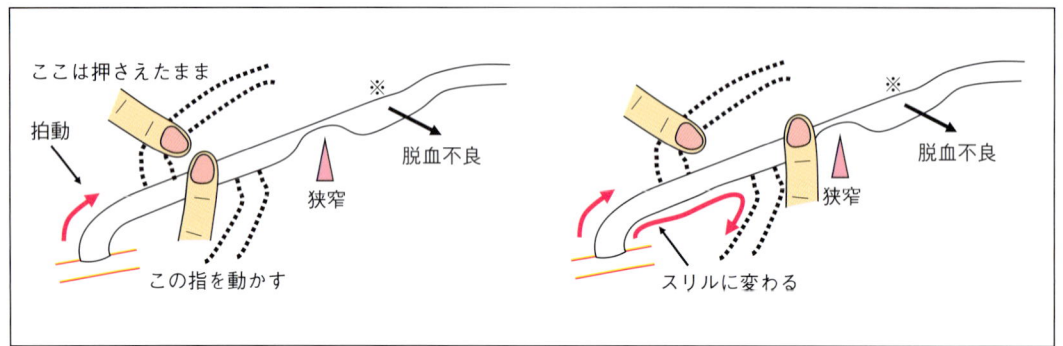

図29 見えない血管分岐が2本の場合

逃げていることが多い．しかし，視診で血管分岐をみつけることができないと，先に述べたような方法で狭窄を同定することができない．この場合は，まずどこに血管分岐があるかをみつけることが先決となる．このように分岐部を同定できない場合は，吻合部すぐ中枢から指で本幹を圧迫するのがよい．分岐の手前までは，吻合部を触診すると拍動になる（**図27**）．しかし，吻合部の中枢側で圧迫するとスリルが復活する（**図28**）．このように，突然スリルが復活すれば，その直前に側副静脈への分岐があると考えてよい．

問題は，側副静脈が複数本ある場合である．第一の側副静脈の位置が判明したら，今度は側副静脈を圧迫する．そこで吻合部がほとんど拍動になれば，他に側副静脈はないと判断できる．しかし，良好なスリルが残る場合は，2本目の側副静脈の可能性がある．側副静脈を圧迫しながら，再度その中枢から本幹を圧迫していく．圧迫することで，スリルが拍動になるようであれば，上流の側副静脈の存在が示唆できる．拍動からスリルになる部位に2本目の側副静脈がある（**図29**）．このようにすると，視認できない静脈が複数本あっても，分岐をみつけることが可能である．

2本の側副静脈を圧迫した後に，拍動に近い状態になれば，その状態で指1本での触診を行う．突然スリルが出現する部位に狭窄があることがわかる．このように静脈を圧迫することで，シャント静脈を1本道とすることが可能になる．いったん1本道になれば，前述した触診法を用いて狭窄部を同定することが可能になる．

上肢挙上法

理学所見は視診，触診，聴診が主であるが，上

2. VA理学所見の取り方

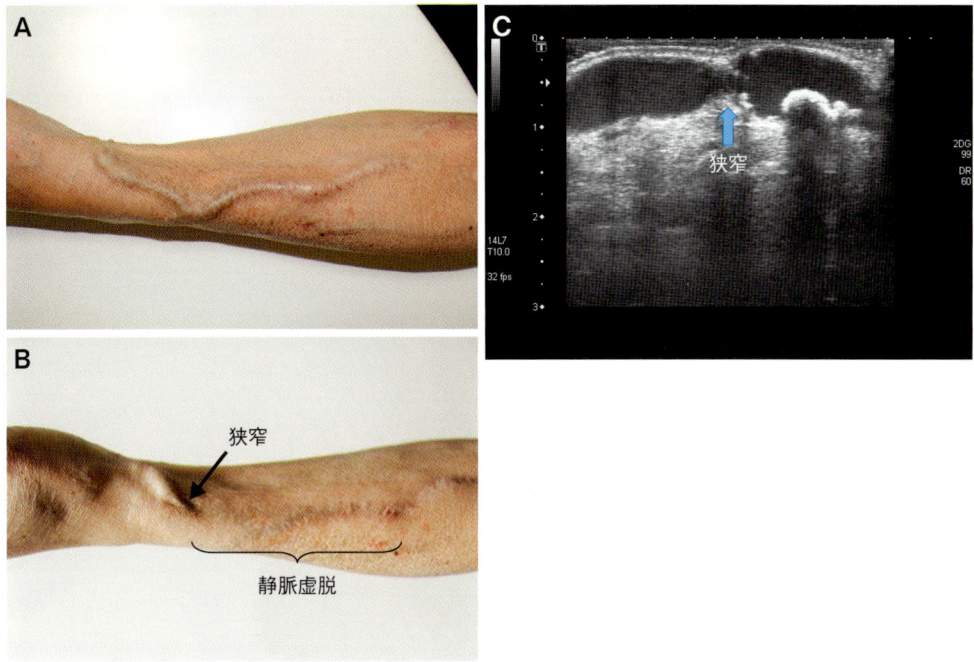

図30 上肢挙上で狭窄部を同定できた症例
　A：前腕に吻合部を有するAVF．視診上，狭窄は認めない．
　B：上腕を挙上．狭窄部中枢の静脈が虚脱する．
　C：超音波所見．矢印に狭窄（直径1.2 mm）を認める．

肢挙上法も有効な手段となるので，ぜひマスターしてもらいたい．これは，字のごとく，上肢を挙上するだけの簡単なテストである．

1）狭窄の確認

1カ所に狭窄があり，その中枢には狭窄がない場合，挙上することによって，狭窄より中枢の静脈が虚脱して凹む．そのことを利用して狭窄部を同定する方法である．

図30は，吻合部やや中枢に狭窄を有する患者である．吻合部近傍の血管がやや隆起しているが，視診だけでは狭窄部を同定することはできない．図30Bは手を挙上した時のもので，吻合部近傍は変化はないが，その中枢の静脈が虚脱していることがわかる．

血管が虚脱しなかったからといって，かならずしも狭窄があるとはかぎらない．シャントの過剰血流がある場合は，上肢を挙上して重力で血液を中枢に流しても，それよりも多く動脈血流入があ

れば虚脱することはない．

2）瘤，静脈拡張の診断

瘤の診断でも挙上法は有用である．

図31は前腕に著明な静脈拡張がみられるが，上肢を挙上するだけで静脈拡張は消失した．このことから，拡張した静脈の中枢に狭窄がないことがわかる．また，図32は前腕中央に吻合部があり，2つの瘤をもつ症例である．挙上すると，中枢側の瘤だけが消失する．これによって，2つの瘤の中間に狭窄病変があることが推察される．図33も吻合部に2つの瘤があるが，上肢を挙上すると中枢の瘤だけが虚脱した．図32と同様，2つの瘤の間に高度の狭窄を認めた．図34では，瘤の中心部のみが虚脱して，辺縁は残存した．この瘤は辺縁の血管壁に石灰化があり，中央部は石灰化を有していなかった．血管壁の石灰化部は挙上してもくぼまずにそのまま残っていることがわかる．

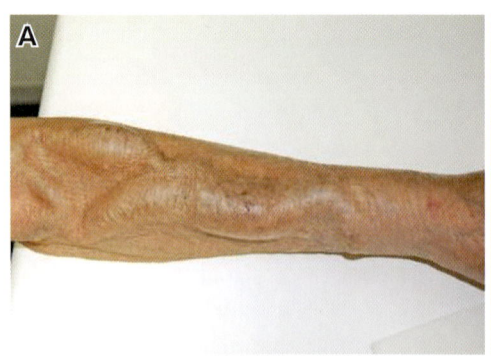
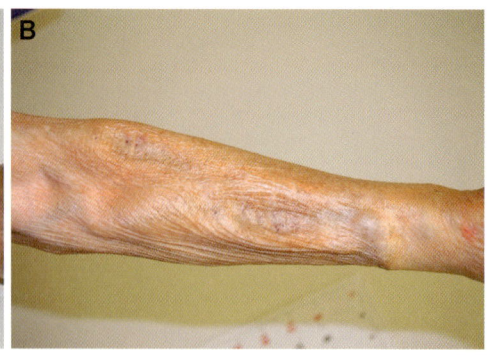

図 31 上肢挙上だけで瘤が消失する症例
　A：前腕に瘤状の静脈拡張が著明に認められる．B：上肢を挙上することで瘤が消失した．

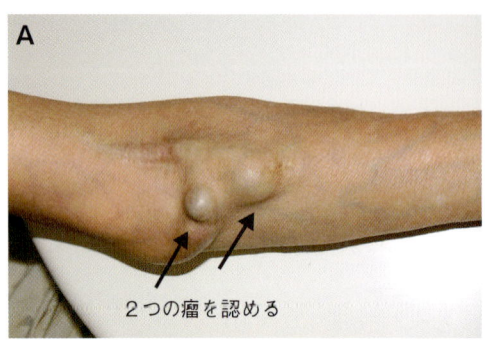
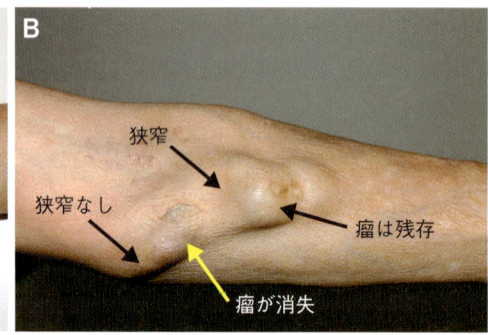

図 32 上肢を挙上し狭窄の有無を推定
　A：腕を水平にすると2つの瘤を認める．B：上肢を挙上すると1つの瘤は消失した．

　上肢を挙上しても瘤が虚脱しない場合は，2つの原因が考えられる．一つは前述したように瘤の中枢側に狭窄がある場合で，もう一つは瘤の血管壁が硬い場合である．壁石灰化や壁在血栓があると，手を挙上しても瘤は変化しない．本症例は，末梢側の瘤の中枢に狭窄があり，挙上では瘤が消失しなかった．瘤の内腔を知るための有効な方法は，流入血管の動脈の圧迫である．吻合部に瘤がある場合は上腕動脈を圧迫，途中に瘤がある場合は吻合部寄りのシャント静脈を圧迫することで，瘤の血流を遮断することができる．

3）動脈圧迫法

　これは，シャント血流を遮断して壁の状態を観察する方法である．慣れるまでは，かならず医師の立ち会いのもとに行ってほしい．狭窄部の吻合部寄りは内圧が高く，硬く触れる．その一方，内圧が高くなくとも，壁が厚い場合は硬く触れることがある．慣れると触診だけで両者を区別することは可能であるが，2つが合併している場合は診断に苦慮する．

　瘤の中枢に高度の狭窄病変がある場合は，上肢の挙上だけでは瘤は虚脱しない（**図 35A**）．このような瘤は弾力があり，押すと強い力で押し返してくる．内圧が高いためである．この場合，上腕動脈を圧迫して，瘤の血流を遮断すると瘤は虚脱する．これによって，瘤の硬さの原因が壁在血栓や壁の石灰化ではないことが判明する（**図 35B**）．エコーでは瘤の中枢に有意狭窄があり，その前後の流速が極端に異なっている（設定の流速レンジでは，瘤にはカラードプラが入らない）（**図 35C**）．

　血流がない状態で完全に虚脱すれば，内圧が高いために硬く触れたことがわかる．逆に，血流を

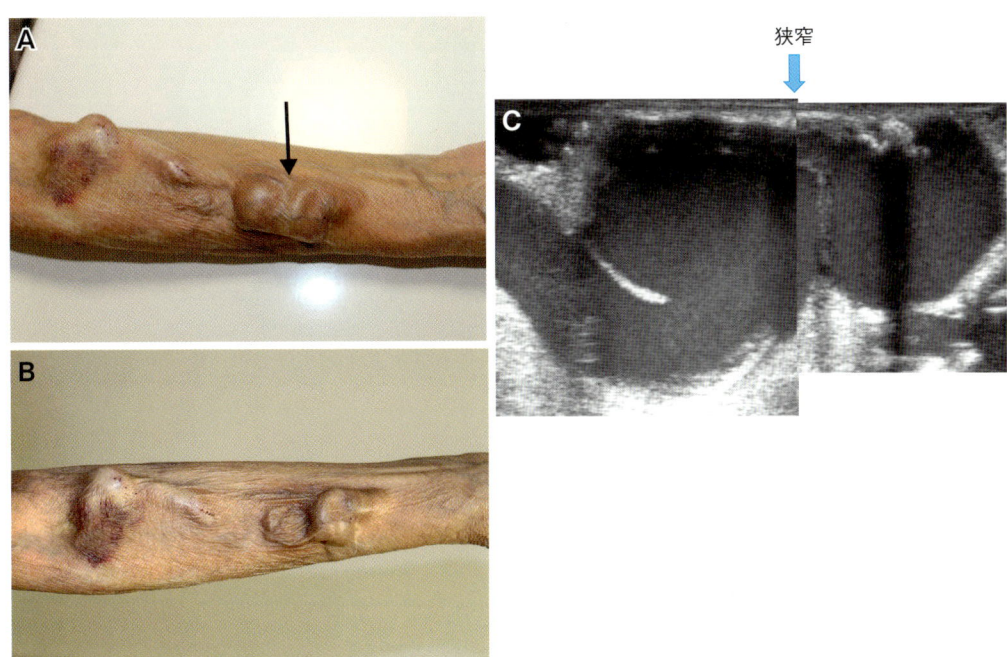

図33　瘤に対する上肢の挙上
　A：吻合部に瘤を認める（矢印）．視診上，2つの瘤が連続して存在しているようにみえる．
　B：上肢を挙上すると中枢側の瘤は消失したが，吻合部の瘤の変化はみられなかった．
　C：超音波所見．瘤の間には隔壁があり，1ヵ所でシャント血流が通過している状態であった．そのため，末梢側の瘤は内圧が高く，挙上しても消失しなかったものと考えられる．

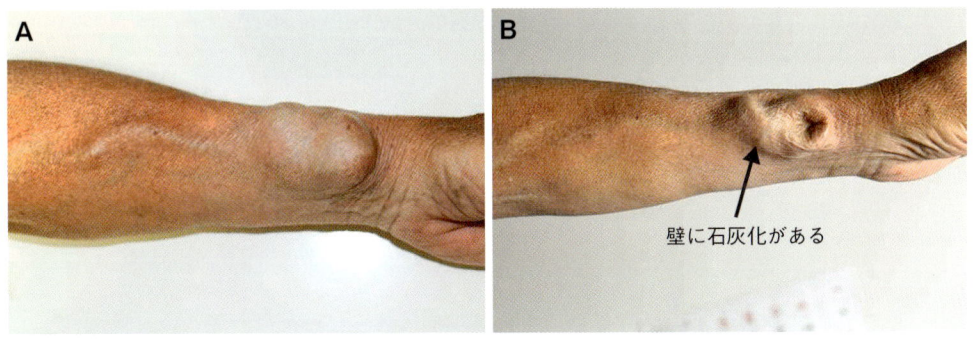

図34　吻合部瘤
　A：腕を水平にした状態．B：挙上した状態．
　上肢を挙上すると瘤の一部がくぼむ．中枢に狭窄がないことが示唆される．くぼまずに残っている部位は，壁に石灰化がある．

遮断しても瘤が消失しない場合は，壁肥厚が原因と考えられる．また，石灰化は"ごりごり"としており，単なる壁肥厚とは触感が異なる．
　図36は，上肢の挙上＋上腕動脈圧迫でも瘤の辺縁が虚脱せずに残存している．瘤の辺縁は壁石灰化が著明で，動脈を圧迫しても虚脱しない．

シャント血流が過剰な場合は，挙上による重力よりもシャント流量の影響が強く，虚脱しないことがある．虚脱しないからといって，その中枢に狭窄があるとは断定できない．

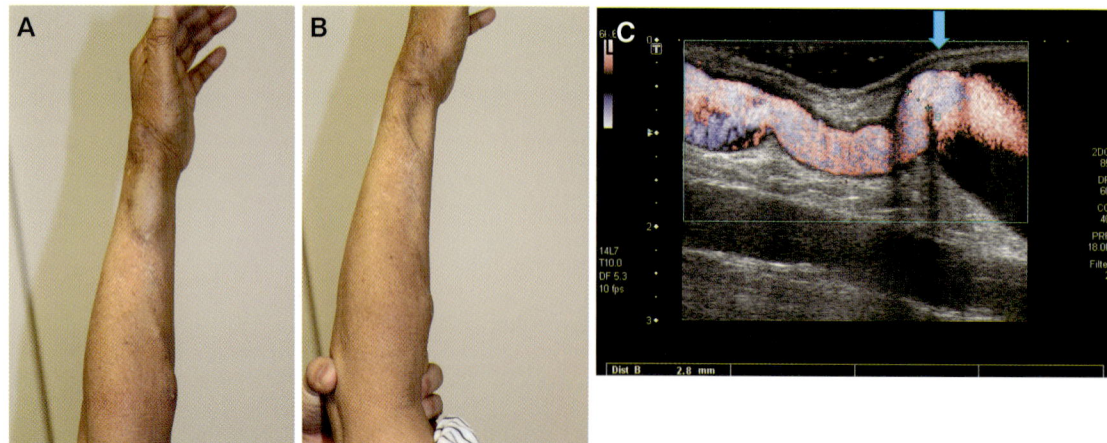

図35　瘤の消失
A：上肢の挙上だけでは瘤は消失しない．
B：上腕動脈を圧迫すると瘤が消失する．
C：超音波所見．矢印（瘤の中枢）に有意狭窄を認める．瘤の流速が遅いため，カラーで描出されない．

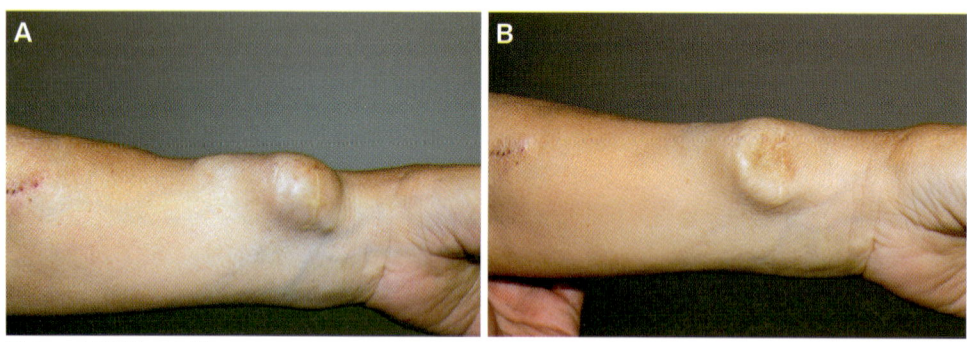

図36　上腕動脈の圧迫
A：前腕に吻合部瘤を認める．
B：上肢の挙上では瘤が消失しなかったため，上腕動脈を圧迫し，かつ瘤を圧迫したところ，瘤の一部がくぼんだ．辺縁はくぼまず残っている．圧迫しても消失しない部位には壁石灰化を認めた．

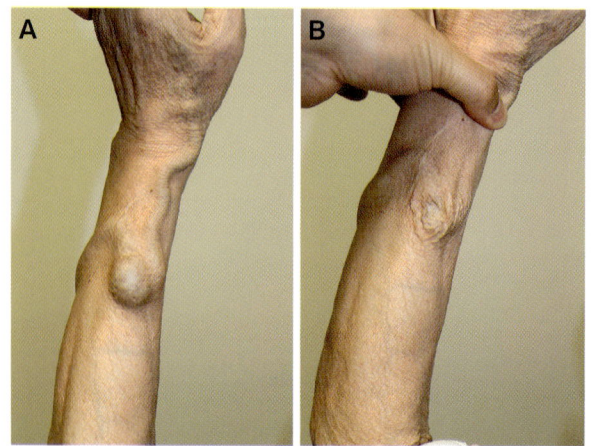

図37　シャント静脈の圧迫
A：上肢を挙上しただけでは瘤は消失しない．
B：流入するシャント静脈を圧迫すると瘤は消失する．

4）流入シャント静脈圧迫法

吻合部ではなく，シャント静脈の途中に瘤がある場合は，上肢の挙上＋シャント静脈の圧迫で瘤を虚脱させることができる．図37 はタバチエール内シャントの症例で，前腕途中に瘤を認めた．内圧が高く，上肢挙上だけでは瘤は消失しなかったが，流入するシャント静脈を圧迫することで瘤が消失した．

上肢挙上法は非常に簡単な方法で狭窄部をみつけることができるので，エコーで精査する前にぜひ行ってもらいたい．

■ VAの理学所見のまとめ

理学所見のなかで，視診，触診法と圧迫法，上肢挙上法について概説した．ここでは取り上げなかったが，できれば，シャントの聴診も行ってほしい．聴診は，触診に比べると診断価値が低いが，大まかなシャント機能を把握するには有用である．また，グラフトは触診でスリルを触れることが困難な場合があり，ぜひ聴診をしていただきたい．聴診に関しては，他の成書[1]を参考にしていただければ幸いである．

さて，本章で示したように，正しく理学所見をとることで，大まかなシャントの構造や狭窄を理解することができる．80％以上のVAトラブルは，理学所見だけで説明することが可能となる．超音波検査はこれらの理学所見を確認するために使用するのがよい．すなわち，最初からプローブをもって検査をしないということである．もちろん，今回示した理学所見をすべてマスターしてからでないと超音波検査が行えないというわけではない．

まずは，自分でできる範囲内で理学所見をとり，病変を予測してから超音波検査を行う．そうすると，理学所見では判明しなかった病変や血管分岐をみつけることができる．そのようにエコーでマッピングした後に，再度理学所見をとることで，理学所見とエコーを一致させて考えることが可能となる．臨床症状，理学所見，エコー所見のお互いを行ききしながら考えることで，VAトラブルの病態に迫ることができる．

次章からは，機能評価，形態評価など，VAエコーの実際について解説する．

参考文献
1) 大平整爾監修，春口洋昭編著：バスキュラーアクセス診断学．中外医学社，2012．

3　VA機能評価法

　VA管理において，VAの機能評価を正確に行うことは重要である．ドプラ波形による診断，流速，血流量，血管抵抗指数などをもとに，機能評価を行う．特に上腕動脈血流量と上腕動脈の血管抵抗指数（RI）は，VAを評価するうえでもっとも重要な指標である．

■ 上腕動脈のパルスドプラ波形描出法

　VA機能を評価する際，上腕動脈でパルスドプラ波形を描出する．橈骨動脈やシャント静脈でもパルスドプラ波形を描出することは可能であるが，正確性，再現性，臨床的な有用性の点で，上腕動脈で測定することが勧められる．

1）使用するプローブ

　周波数7.5 MHz以上のリニアプローブを使用する．上腕動脈は皮膚から5〜10 mm程度を走行しているため，ある程度高周波のプローブを使用する必要がある．動脈が深い位置を走行している場合は，12 MHzよりもむしろ7.5 MHzのプローブのほうが良好に描出できる．プローブからの超音波ビームは，最大60度まで設定できるものが推奨される．30度までしか設定できない場合は，超音波ゼリーを多く塗布して角度をつけるか，角度の付いたカプラを使用する必要がある（**図1**）．

2）計測部位

　上腕動脈で，なるべく蛇行のない直線部を測定

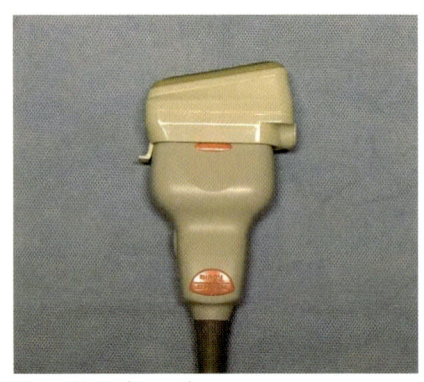

図1　使用プローブ
カプラを使用して角度をつける．
（近畿中央病院　小林大樹先生より資料提供していただきました）

する．上腕でシャントが作製されている場合は，その中枢の動脈で測定しなければならない．壁石灰化の部位は，エコービームが血管内腔に届かず，良好な波形を得ることができない．そのため高度の血管壁石灰化がある場合は，良好に波形が描出できるポイントを探して測定する必要がある．石灰化部では流速を過小評価するからである（**図2**）．人工血管（グラフト）では，吻合部の中枢の動脈，グラフト内のいずれで測定しても構わない．グラフトで測定した場合と比較して，上腕動脈で測定するほうが約80 mL/min血流が多いことが知られている．グラフトで測定する場合は，なるべく直線で壁のスムーズな部位を選択する．また，移植して6カ月以内のポリウレタングラフトは，グラフト内にエコーが入らないため，上腕動脈で測定する．その一方で，腋窩動脈に吻合したグラフトは動脈での血流測定が不可能であり，グラフト内で測定しなければならない．

3. VA機能評価法

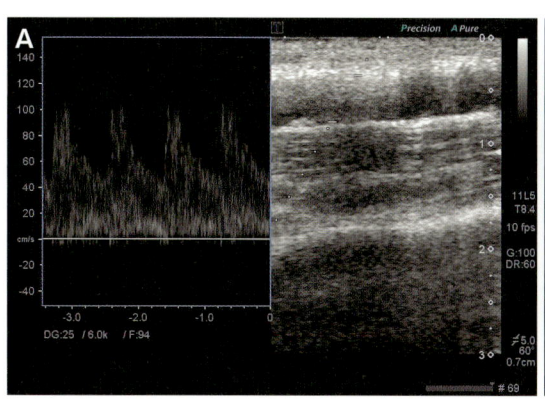
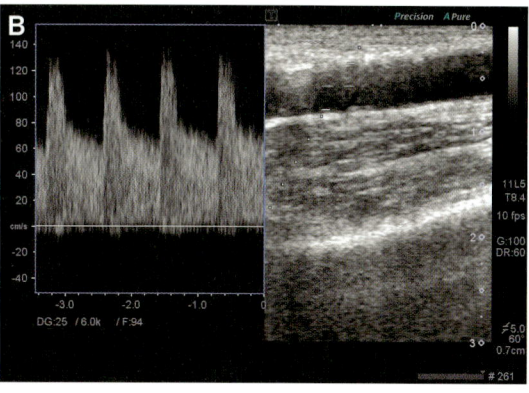

図2 石灰化部の強い上腕動脈のパルスドプラ
　A：高度石灰化部では超音波ビームが血管内腔に到達せず，不鮮明なパルスドプラとなる．
　B：石灰化が少ない部位では，パルスドプラ波形が良好に描出される．

サンプルボリューム

上腕動脈は層流であり，**図3**のように血管の中心部の血流が早く，辺縁は遅い．**図4**は，サンプルボリュームを絞って中心部と辺縁部で流速を測定したものであるが，そのことが示されている．平均流速を求めるためには，サンプルボリュームが血管をはみ出ない程度に，ぎりぎりまで拡大する必要がある（**図5**）．

角度補正

流速は，超音波ビームで跳ね返る時間差を利用して測定される．血管壁に75度程度でビームを当てると，わずかな角度の差で流速に大きな違いが生じる．一般的には入射角度を60度以下にすることが推奨されている（**図6**）．角度が小さいほど正確性は増すが，あまり角度をつけて描出すると，血管径の計測が不確実になるため，45度

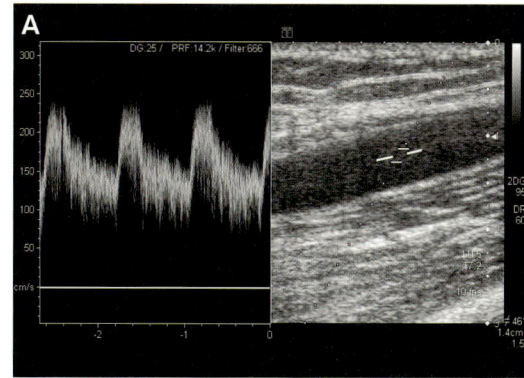

図3 血管の血流プロファイル

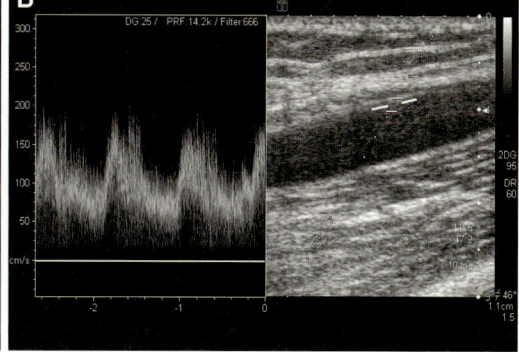

図4 血流をサンプルする部位によって流速が異なる
　A：血管の中央部でサンプル．B：血管の辺縁でサンプル．

23

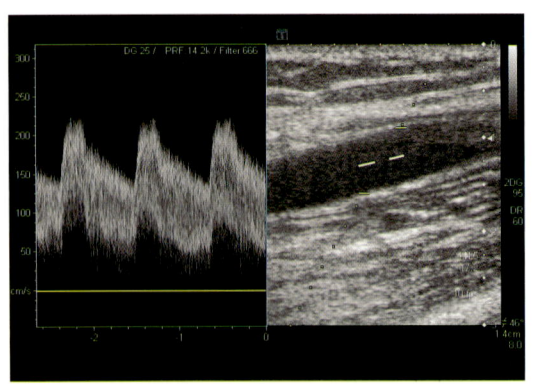

図5 サンプルボリュームを血管全体に広げた場合

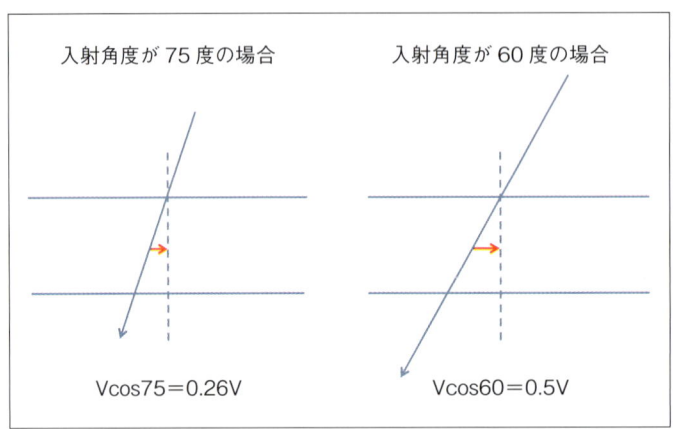

図6 入射角度と誤差
　入射角度が75度の場合は，実際の流速に0.26を乗じた値が超音波検査装置に描出され，それを元に流速を補正している．この値が小さいため，わずかな測定誤差が大きな誤差になる．60度の場合は0.5を乗じることになるため誤差は少なくなる．一般的には，60度以上の角度があれば，誤差が少なく信頼がおけるデータと考えられる．

から60度ぐらいを推奨する．

血管径の測定

　血流量を計測する場合は，血管径の測定が重要となる．動脈を正円とみなし，血管径から断面積を計算して血流量を測定する．その場合，血管径は2乗で計算することになるので，わずかな血管径の誤差で血流量が変化する．したがって，血管径は正確に計測しなければならない．

　血管径を正確に測定するためには，血管の中心を通るような切片で描出することが必要となる．血管壁を**図7**のAの切片で描出すると，前後壁とも不明瞭となる．Bの切片では，後壁は明瞭に描出されるが，前壁は不明瞭となる（**図8**）．Cのように血管の中心を通る軸では，前後壁とも良好に描出される．血管壁は超音波ビームに垂直となった場合にもっとも良好に描出されるため，さらにBモードのスラント機能を使用すれば，明瞭に描出することが可能となる（**図9**）．

　このように明瞭に前後壁を描出することができたら，血管径の安定する心拡張期で内膜間距離（**図10**）を測定する．

3．VA 機能評価法

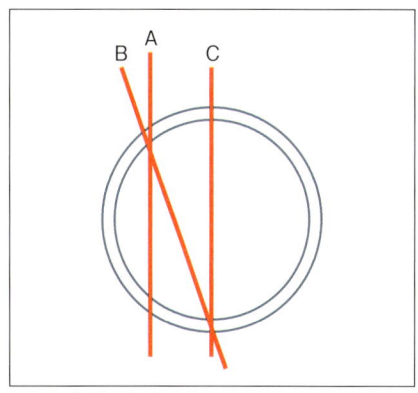

図7　動脈の切片

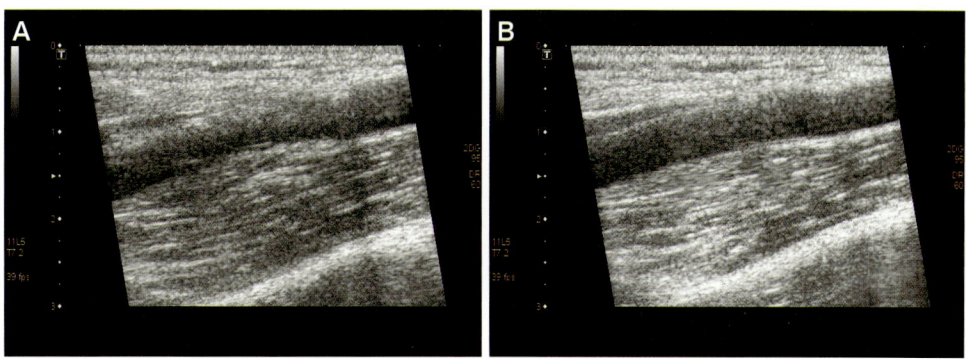

図8　動脈の切片
　A：図7のAの切片で描出した場合は，前後壁とも不明瞭となる．
　B：図7のBの切片で描出した場合は，前壁のみ不明瞭となる．

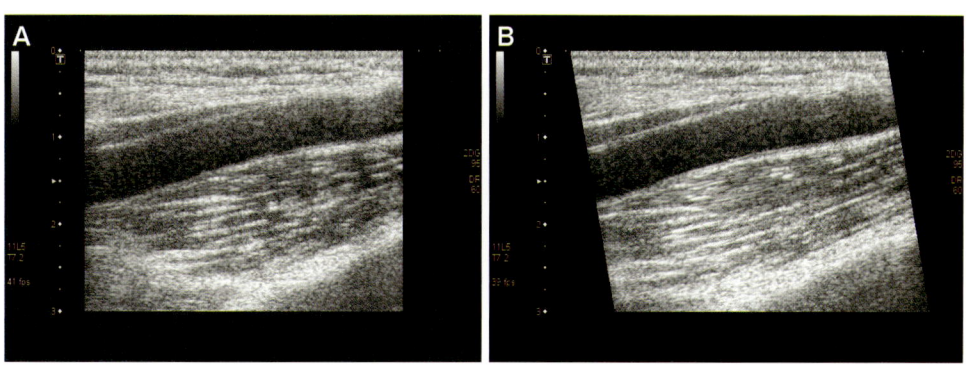

図9　血管の中心を通る切片
　A：図7のCの切片で描出すると，前後壁とも良好に描出される．
　B：Bモードのスラント機能を利用して，血管壁に垂直にエコービームを当てると，より鮮明に血管壁が描出される．

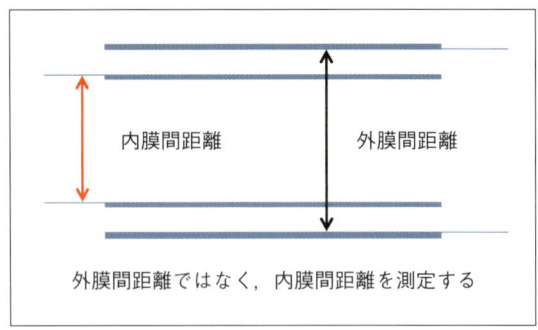

図10　血管直径の測定法

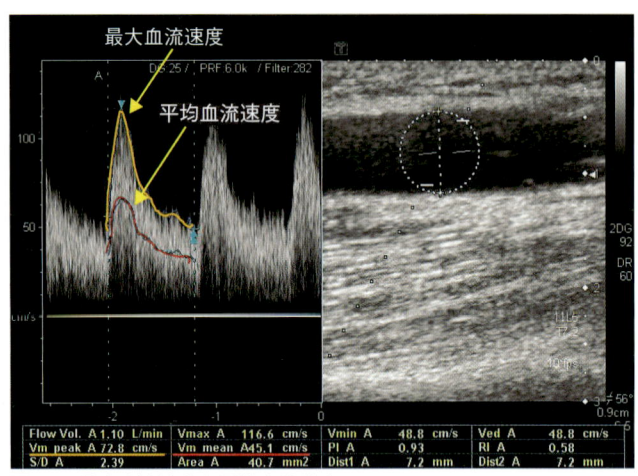

図11　最大血流速度と平均血流速度

血流量の計算

血流量は，流速×断面積で計算する．サンプルボリュームと角度補正を適正に設定して，流速波形を描出したら，平均流速を測定する．

平均流速には，①各時相の最大流速をトレースして時間平均して求める「時間平均最大血流速度」（TAMV：time averaged maximum flow velocity）と，②各時相の平均流速をトレースして時間平均して求める「時間平均血流速度」（TAV：time averaged flow velocity）の2通りがある（**図11**）．TAMVは中心部の流速に近く，TAVは血管全体の流速を表しているものと考えられ，血流量測定にはTAVを使う．

現在の超音波検査装置はオートトレース法にて各種計測値が自動的に算出できるようになっており，**図11**では，Vm PeakがTAMVにあたり，Vm meanがTAVである．TAVは45.1 cm/sとなる．直径7.2 mmから断面積40.7 mm^2が計測されており，血流量は45.1 cm/s × 0.407 cm^2 × 60 ＝ 1,101 mL/minと計算される（**図12**）．超音波検査装置の初期設定が，TAMVをもとに計算している場合があるため，注意が必要である．

血管抵抗指数

末梢の血管抵抗を反映する指標として，血管抵抗指数（resistance index：RI）が用いられることが多い．RIは次のように求める．

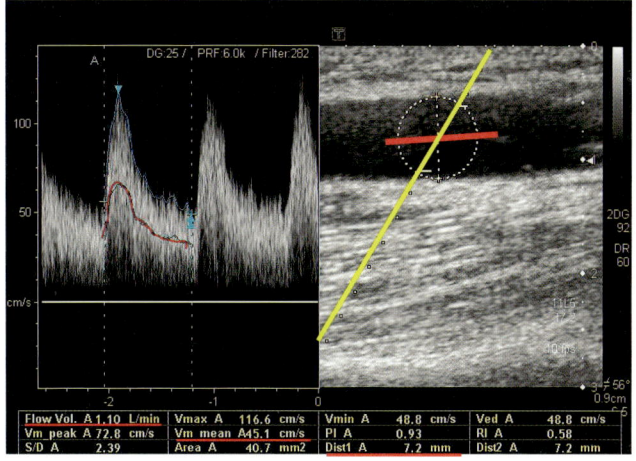

図12 TAVを用いた血流測定
Vm mean（TAV）とDisatAからFlow Volを計算して求める．

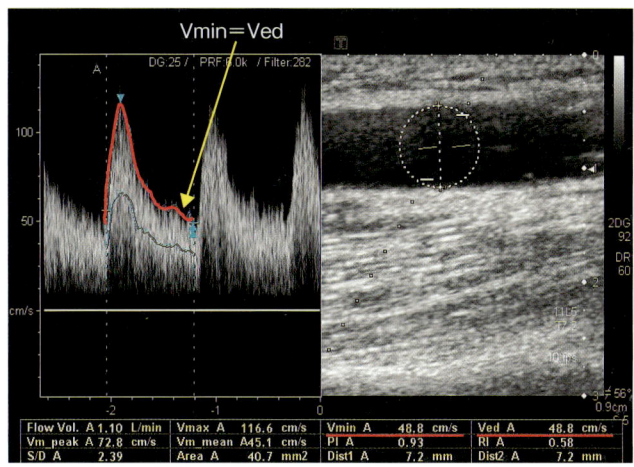

図13 VminとVedが等しい場合

$$RI = \frac{PSV - Ved}{PSV}$$

PSV：収縮期最高血流速度，Ved：拡張末期血流速度

　ここで注意しなければならないのは，最低流速（Vmin）ではなく，拡張末期血流速度（Ved）を使用することである．**図13**の症例の場合はVminとVedが48.8 cm/sと同一であり，どちらで測定してもRIは同じになるが，**図14**の症例のように切痕がみられる場合は，Vminが15.0 cm/s，Vedが24.3 cm/sと乖離する．RIを（PSV － Ved）／ PSV で計測すると0.79となる

が，（PSV － Vmin）／ PSV で計測すると0.87となる．Vedが表示されていたとしても，超音波検査装置でRIが（PSV － Vmin）／ PSVに設定されている場合がある．実際に計算して確認することが重要である．

加速時間

　拡張末期からPSVまでの時間を加速時間（acceleration time：AT）と呼ぶ．通常，動脈性の拍動波であれば，心収縮による波形の立ち上がりから，収縮期最大流速に至るまでの時間にな

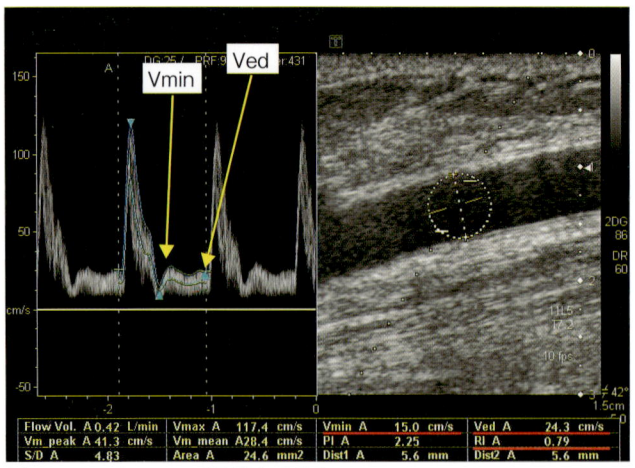
図14　Ved と Vmin が乖離する場合

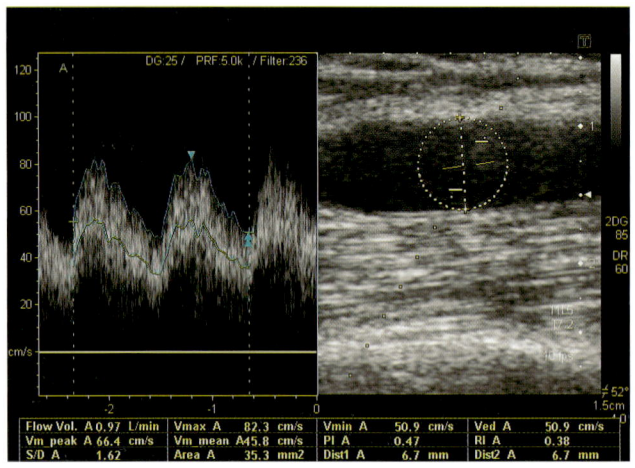
図15　鎖骨下動脈閉塞症例

る．正常な上腕動脈では AT は 100 ms 以下であるが，上腕動脈の測定部位よりも中枢に有意狭窄があれば AT が延長する．図15は，鎖骨下動脈に有意狭窄を有する症例のパルスドプラ波形であるが，PSV に到達するまでの時間が長く，なだらかな曲線を描いている．この症例は，鎖骨下動脈が閉塞していたためステントを留置したところ，AT が短縮した．

VA 機能は，インターベンション治療を行う場合の指標になる．血流量が低下している場合は，問題なく透析が行えている場合でも再循環を予測することができる．特に，血流量が 300～400 mL/min の場合は，治療を行うか否かの重要な指標となるため，可能なかぎり正確に測定しなければならない．ただ，いくら正確に測定していても，機械の設定が異なれば正しい値とはならない．超音波検査装置の設定を今一度チェックして，正しい設定になっているかを確認してほしい．

4 基本的な走査法

　とくに内シャントは，静脈の蛇行や拡張を伴うことが多く，深部の組織を観察する方法とは異なるテクニックが必要となる．普段，血管エコーを多く行っている方でも，VAエコーはむずかしいと感じているのではないだろうか？通常，エコーはみえない組織や臓器を観察することに適しているが，VAはある程度肉眼で形態や分岐などをみることが可能であり，そのことがかえって超音波検査を困難にしている．ここでは，VAエコーにおける基本的な走査法について解説する．

　他の血管エコーと同様，VAエコーでも短軸走査と長軸走査を組み合わせて行うのが基本になる．分岐の状態など，全体像をみるには短軸走査が必要となるため，まずは短軸走査にて大体のVA血管の走行を把握する．走行を把握する場合，Bモードにするかカラードプラを用いるかは，機械，プローブによって異なる．12 MHz以上の高周波プローブを用いる場合はBモードで観察することができるが，7.5 MHz以下のプローブでは，カラードプラもしくはADF（advenced dinamic flow），B-flow，e-flowなどで血管を確認しながら全体像をみるほうがよい．

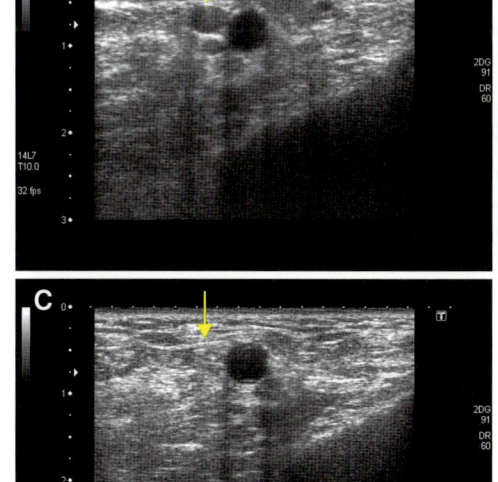

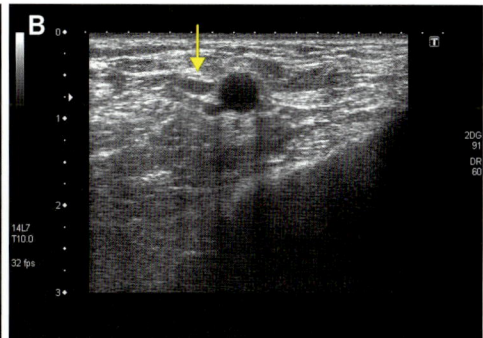

図1　上腕動脈と上腕静脈（圧迫）
　A：プローブで圧迫しないと動脈と伴走する上腕静脈（矢印）はいずれも円形に描出される．
　B：プローブで軽く圧迫すると，静脈だけが扁平化する（矢印）．
　C：プローブで強く圧迫すると，静脈（矢印）が完全に扁平化してみえなくなる．

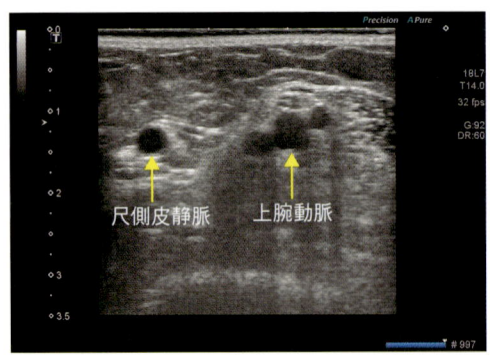

図2　上腕動脈と尺側皮静脈

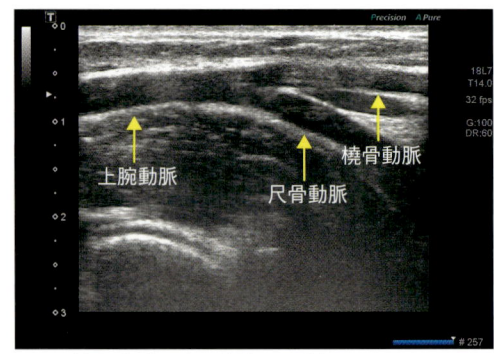

図3　橈骨動脈と尺骨動脈の分岐部

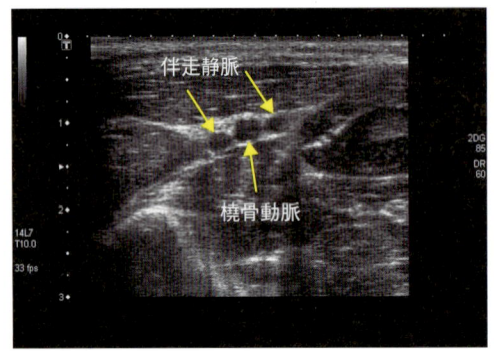

図4　前腕中央部の橈骨動脈

■ 前腕のAVF

1）動脈の走査

　短軸のBモードで上腕動脈を描出し，動脈に伴走している上腕静脈を確認する．プローブで圧迫してつぶれるのが静脈，つぶれないのが動脈である（図1）．通常，上腕動脈を取り囲むように上腕静脈が存在する．また，1～2cmほど内側に尺側皮静脈がある（図2）．上腕動脈高位分岐の場合があり，もう1本の動脈の有無を確認する．通常，肘の2横指末梢側で橈骨動脈と尺骨動脈が分岐する（図3）．分岐部を確認し，橈骨動脈を短軸で吻合部まで追う．

　その後，長軸に変え，橈骨動脈を吻合部まで描出する．橈骨動脈は分岐部から次第に深くなり，前腕中央部では厚い筋肉の下層を走行する（図4）．AVFの検査では，動脈の深さにはあまり意味はないが，新たにAVFを作製する場合は，橈骨動脈の深さを把握しておくことが重要となる．

　図5の症例は，分岐部では壁石灰化が軽度であるが，末梢になるにしたがい動脈壁に高度の石灰化が出現している．前腕の手術既往が多い患者では，橈骨動脈が閉塞していることがあり（図6），シャント吻合部へは末梢の動脈からのみの血流を認めることも少なくない（図7）．このような症例は，上腕動脈血流量が低下しており，脱血不良を呈することが多い．

2）吻合部描出法

　シャント吻合部を描出するにはコツがいる．吻合部は複雑であり，短軸よりも長軸で描出するのがよい．2症例で吻合部描出法を解説する．

　まず，吻合部では動脈と静脈の深さが異なることを認識しておく．静脈にそって皮膚に垂直にプローブを当てると，図8aのような画像になる．吻合部らしきものは描出できるが不明瞭である．ここから少しずつプローブを橈側に寝かせてゆくとわずかに吻合部がわかるが，この時点では吻合部の構造はまだ不明である（図8b）．前腕部は皮膚の凹凸があり，シャント静脈の膨隆も手伝って，プローブが皮膚から離れる．そのため，エコーゼリーをたっぷり塗布して，プローブが浮かないようにすることが重要となる．さらにプローブを寝かせ，少し回転させると図8cのような画像が得られる．これでも十分であるが，さらにプローブを微調整すると，動脈，吻合部，静脈を一

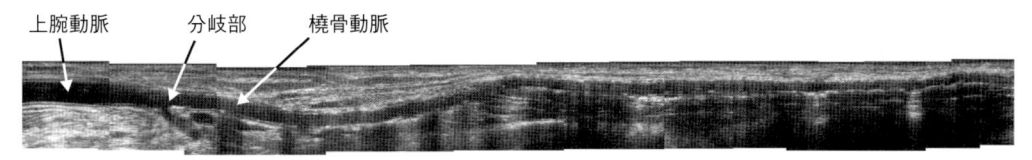

図5 橈骨動脈の石灰化
アコースティックシャドウを引いている.

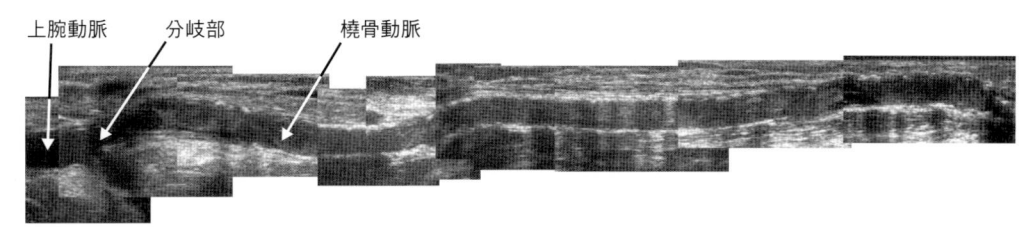

図6 全長にわたる橈骨動脈の閉塞症例
長期に内シャントが存在していたため橈骨動脈は拡張しているが,橈骨動脈分岐部から吻合物まで血栓を認める.

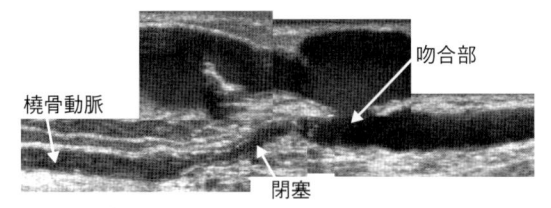

図7 末梢動脈からシャントに供給

つの画像として描出することができる(図8d).

しかし,このような全体像を1つの画像で描出できないことは少なくない.とくに,**図9**のように動脈に静脈が直交するように吻合されている場合は,1つの画像としては描出できない.その場合は,少しずつプローブを動かしながら全体像をつかむことが重要となる.

3) 静脈の走査の基本

静脈の走査の基本は血管を圧迫しないことである.それには,ゼリーを多く塗布して,皮膚とプローブの間にある程度のゼリーの層を作ることが必要になる.それによって,プローブを直接皮膚に当てないようにすることができる.しかし,病変部の検出など検査に集中すると,知らず知らずのうちに皮膚を圧迫する(**図10**).シャント静脈は皮膚からわずかに盛り上がっており,短軸走査でプローブいっぱいに血管を描出するようにすると,血管の周囲の皮膚にプローブを当てなければならず,自然と血管を圧迫することになる(**図11A**).圧迫しないと血管のごく一部にしかプローブが接触しないため,辺縁の描出が困難となる.そのため,少し多めにゼリーを塗布し,血管の辺縁までが完全に描出されるようにする必要がある(図11B).**図12**は極端に多くゼリーを塗布したものであるが,日常の診療ではここまで広く描出する必要はない.ただ,感染など,血管周囲の情報が必要な場合は,このような描出法が必要になる.

シャント静脈はかならずしも円形であるとは限らない.**図13A**,**B**は,いずれも同一部位を長軸で走査したものである.図13Aでは狭窄が描出されているが,わずかにずらすと狭窄はみえなくなる(図13B).短軸で走査すると,図13Cのようにひょうたん型の構造をしていることが判明した.ちょうど細い部位にプローブが当たるように走査すると,狭窄としてとらえられてしまう.

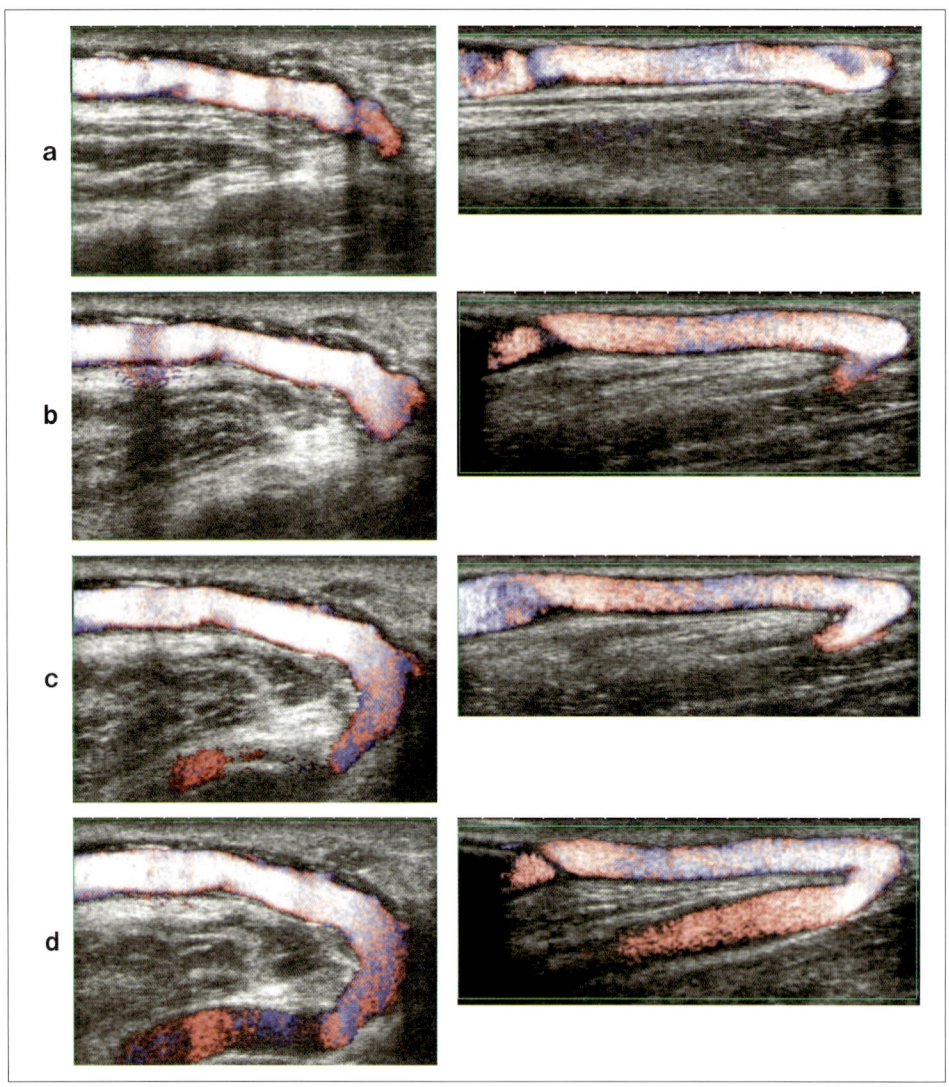

図8 吻合部の描出法
　左：吻合部の角度が鈍な場合.
　右：吻合部の角度が強い場合.

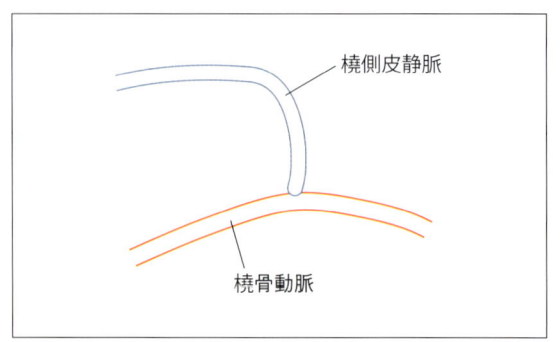

図9 動脈に静脈が直交するように吻合されている場合
　このように，直角に近く吻合されている場合は，エコーの一画面に動脈，吻合部，静脈を描出することは困難になる.

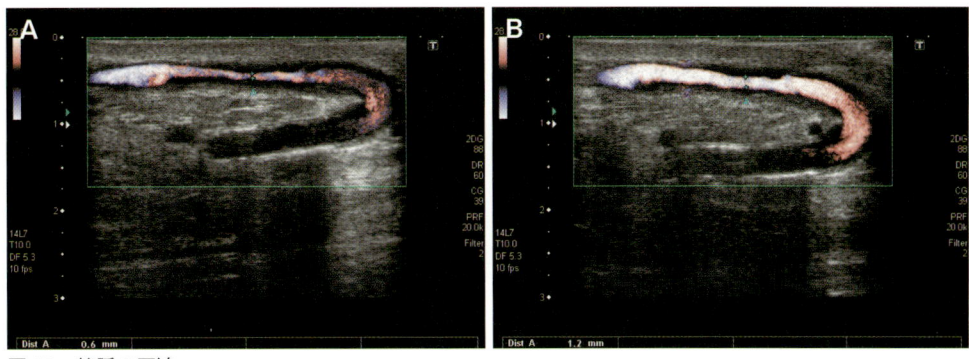

図10 静脈の圧迫
静脈を圧迫すると狭窄部を過小評価する.
　A:圧迫した時. B:圧迫していない時.

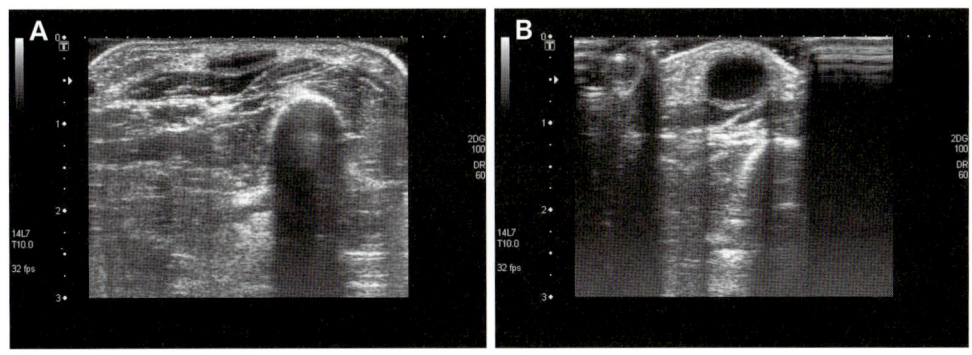

図11 短軸における描出法
　A:静脈を圧迫した場合. ゼリーが少ない状態で全体を描出させようとすると, 血管が圧迫される.
　B:静脈を圧迫しない場合. ゼリーを血管周囲に塗布すると, 血管は圧迫されずに描出できるが, 周囲の状態はわからない.

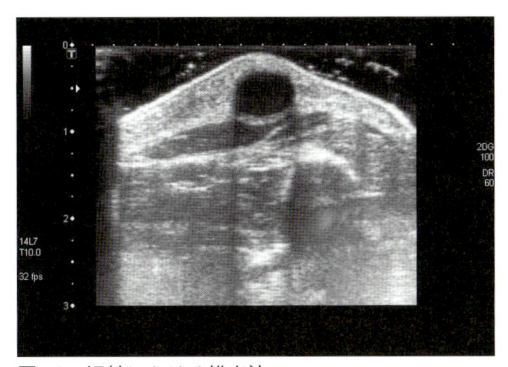

図12 短軸における描出法
　非常に多くのゼリーを血管周囲に塗布すると, 血管は圧迫されずに, かつ, 周囲の状態も良好に描出される.

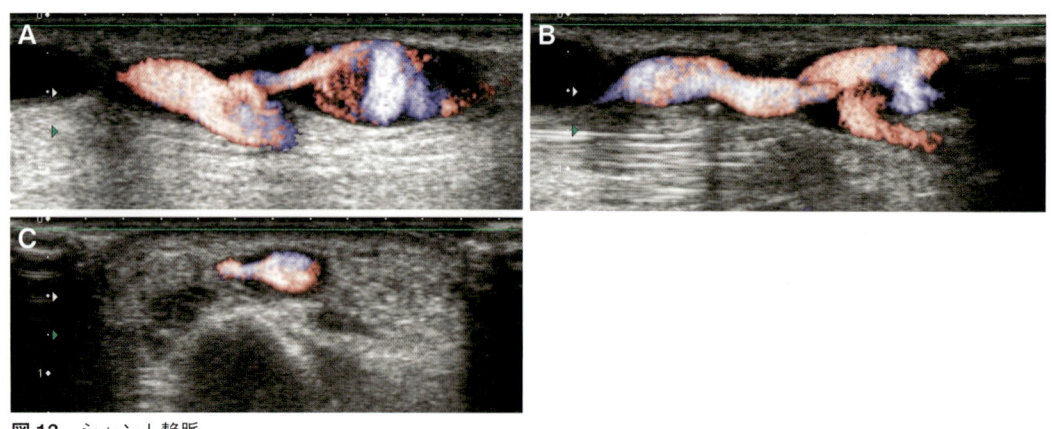

図13 シャント静脈
A, B：長軸走査. 同一部位であるが, わずかにプローブをずらすと狭窄病変が変化する（B）.
C：短軸で描出すると, ひょうたん型をした静脈であることが判明した.

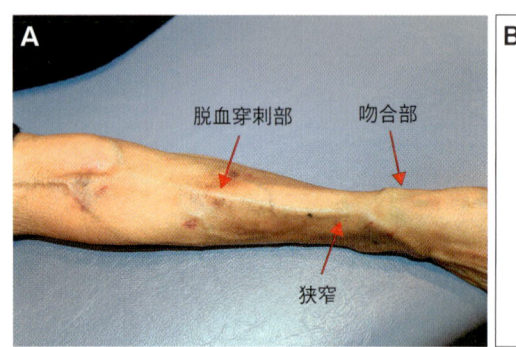

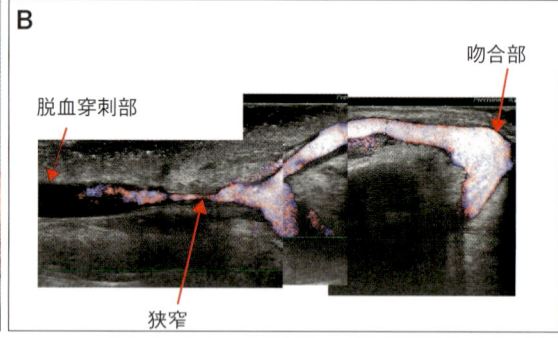

図14 手背枝の血流の状態を確認

この症例からもわかるように，静脈の描出には短軸と長軸の両方の走査が必要になる．

4）吻合部から肘窩まで

前腕のシャントであれば，手背枝が分岐することが多い．この静脈は視診でも確認は可能なことが多いが，短軸で描出して分岐部を確認した後は，プローブを内側から長軸方向に当て，分岐部を確認するとよい．しばしば，分岐部のすぐ中枢の橈側皮静脈に狭窄を認める．その場合，手背枝に逆流するようなシャントフローがみられる．吻合部のスリルが良好であるのにもかかわらず脱血不良がある場合は，手背枝の血流の状態を確認することが重要となる（**図14A, B**）．そのままシャント静脈を中枢側に追っていく．おもな分岐や合流があればスケッチするが，その時はシャントの構造のみを把握するようにし，狭窄部などは簡単にスケッチしておく．前腕で，橈側皮静脈と前腕正中皮静脈に分岐することがあるが，その場合はそれぞれ別に走査する．**図15**の症例は，前腕部の短軸走査を行った患者のビデオの静止画を編集したものである．血管の合流や分岐はこのような短軸走査によってわかる（図15A）．この静脈は図15Bのシェーマのように書き記すことができる．この構造は長軸走査では知ることができない．

5）肘窩部から上腕まで

肘窩は静脈の走行がやや複雑になっており，立体的にとらえることが必要になる．ただ，血管解

4. 基本的な走査法

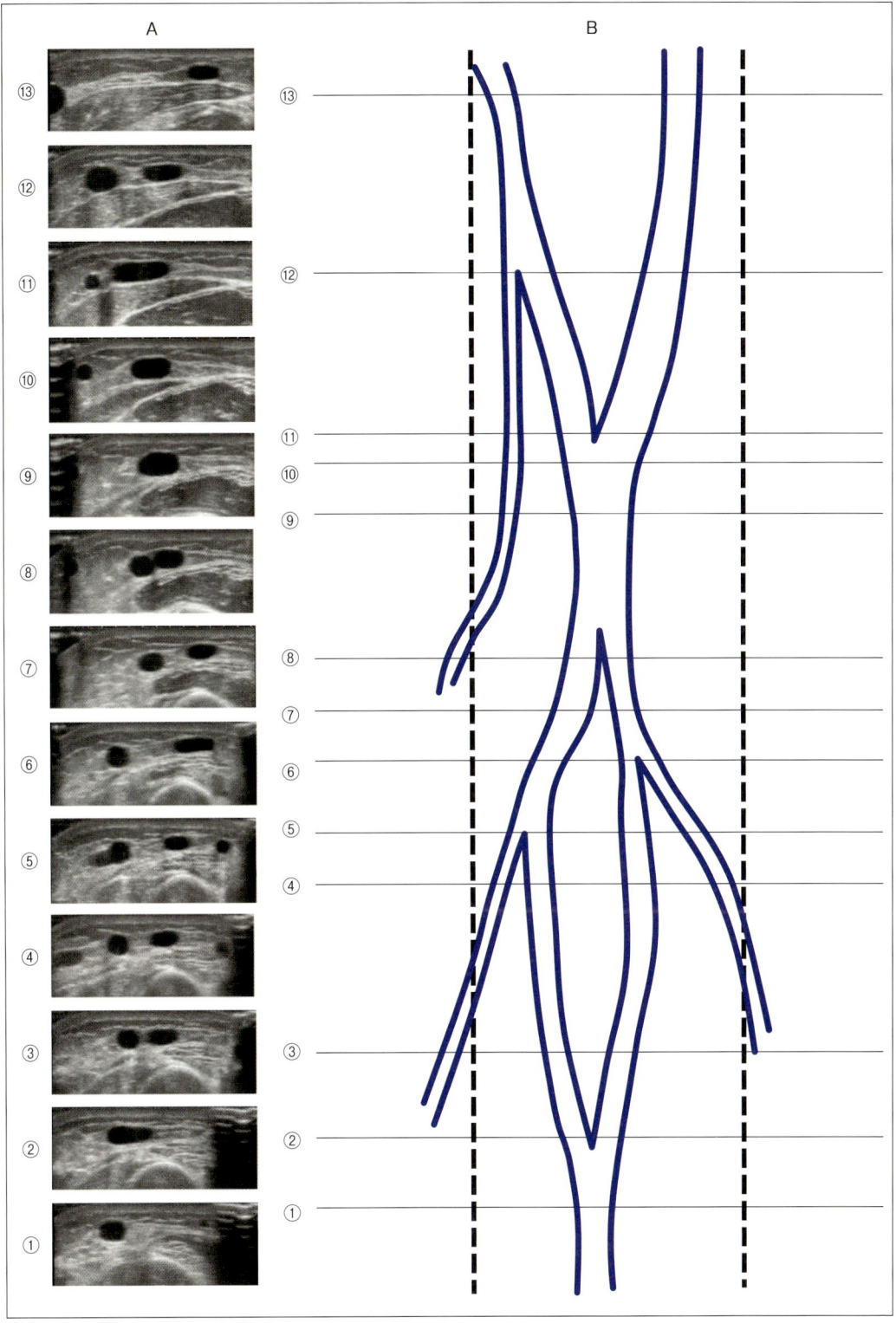

図15　前腕部短軸走査
　複雑に分岐，合流しているシャント静脈でも，図のように短軸で走査してそれを合成すると，Bのような血管走行であることが分かる．最初から長軸で走査すると，これらの分岐のいくつかは描出されず，正確な血管走行が不明となる．そのため，血管走行を知るためにはまず短軸で走査し，それを長軸で確認する作業が必要となる．

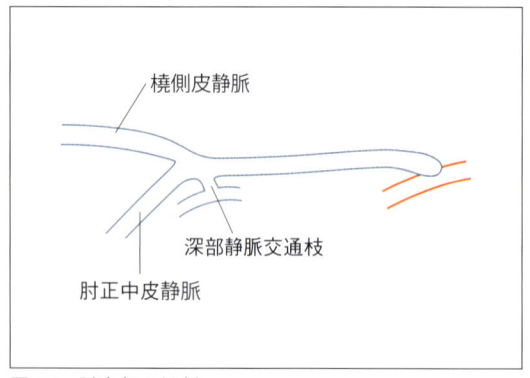

図 16　肘窩部の解剖

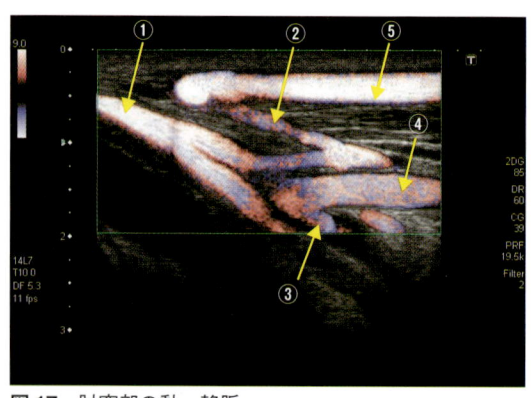

図 17　肘窩部の動・静脈
①上腕静脈，②深部静脈交通枝（穿通枝），③尺骨動脈，④橈骨動脈，⑤前腕正中皮静脈．

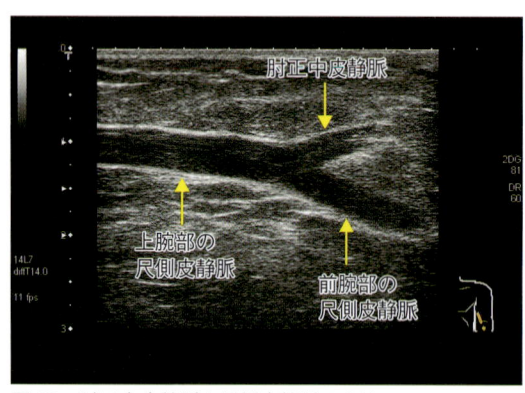

図 18　肘正中皮静脈と尺側皮静脈の合流

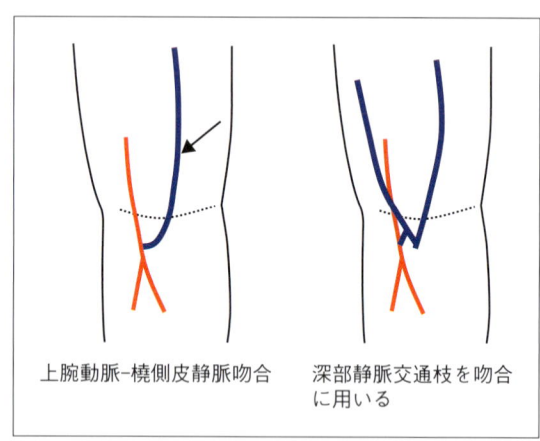

図 19　肘窩におけるシャント吻合法

剖を熟知しておけば，ある程度の予想を立てることができる．**図 16** の解剖を例に説明しよう．前腕正中皮静脈が肘窩で前腕正中皮静脈と肘正中皮静脈に分岐する．分岐部近傍で，深部静脈交通枝が分岐する（**図 17**）．深部静脈分岐部は，Y 字に分かれる手前，もしくは分岐後のいずれかの静脈になる．その部位を確認することが重要となる．

Y 字に分岐した静脈の中枢に閉塞や高度の狭窄があると，多くの血流が深部静脈交通枝に流入する（血栓性閉塞（p.74）を参照）．カラードプラを使用して，どの血管に多く血液が流入するかを確認することが重要となる．Y 字に分岐した後は，1 つのプローブで全体を描出することができないため，橈骨方向と尺骨方向に分けて走査する．橈骨方向では，前腕正中皮静脈と橈側皮静脈を描出する．通常，前腕中央部ぐらいまで描出すれば十分である．尺側方向では，肘正中皮静脈を描出，肘の 3 横指中枢で尺側皮静脈と合流する部位まで描出する（**図 18**）．以上で大まかなシャント静脈の流れを理解する．

肘窩AVF

1）肘窩AVFの種類

肘窩ではさまざまな方法で AVF が作製されることを認識しておく（**図 19**）．皮下の静脈にシャ

ント血流を流す必要があり，通常，深部静脈交通枝は結紮するかもしくは深部静脈交通枝を吻合に用いる．

上腕橈側皮静脈は浅いため，この静脈にシャントフローを流すように作製するが，橈側皮静脈が肘部で閉塞し，すべての血流が肘正中皮静脈に流入している場合がある．この場合，肘正中皮静脈で脱血し，シャントフローが流入していない上腕橈側皮静脈に返血する．このように，返血はかならずしもシャント静脈でないことを理解しておく．

2) 肘窩AVFのエコー検査

エコーを行う前に，脱血穿刺部と返血穿刺部を確認しておく．その際，どのような依頼目的かを把握しておかなければならない．脱血不良と静脈圧上昇では，観察ポイントが異なるからである．

どのような依頼目的であっても，まず，さまざまな理学的検査を駆使して，シャントの構造を大まかに推測しておく．そのうえで，症状（脱血不良や静脈圧上昇など）が理学所見で説明できるか否かを考える．

理学所見だけで症状が説明できる場合は，エコーではそれを確認する作業となる．まず，シャント吻合部を探す．上腕部から上腕動脈を短軸で追っていくと乱流がみられる．ここが吻合部になる．そこで，長軸に変えて吻合部を観察する．この場合，①吻合動脈（上腕動脈または橈骨動脈）と②吻合方法（側端吻合または側々吻合）の2つはかならず確認しなくてはならない．次に，深部静脈交通枝が開存しているか否かを確認する．肘正中皮静脈と橈側皮静脈の両方を圧迫して，シャントが拍動になれば，深部静脈交通枝のシャントフローがないものと考えられる．

次に肘正中皮静脈の血流をみる．シャントを作製した時に，もともと肘正中皮静脈を結紮して，橈側皮静脈に1本化している場合は，肘正中皮静脈を確認することはできない．肘正中皮静脈は肘の2～3横指中枢で前腕からの尺側皮静脈に合流するので，その部位はかならず確認する（図18）．ここは狭窄の好発部位となるためよく観察しておく．尺側皮静脈は，可能であれば腋窩部まで短軸または長軸で追っていく．多くは，上腕中央部の少し中枢で尺側皮静脈は上腕静脈に合流する．

次に，橈側皮静脈（前腕正中皮静脈）を中枢に追う．症例によっては橈側から橈側皮静脈が肘の3横指程度中枢で合流する．その中枢に返血することが多いため，返血部は入念に観察し，狭窄や壁在血栓の有無をチェックしておく．上腕橈側皮静脈のシャント血流量が多い場合は，橈側皮静脈が鎖骨下静脈に合流する部位（cephalic arch）が狭窄を呈することが多い．この部位に生じた狭窄は特別にCAS（cephalic arch stenosis）と呼ばれる．CASがあると，その手前の橈側皮静脈の内圧が高くやや拍動性に触れ，狭窄部でスリルを感じる．とくに筋肉の多い患者では，7.5 MHzのプローブに持ち替え，鎖骨下から長軸で観察すると狭窄がわかる．Bモードで描出することが困難な場合，カラードプラで乱流を確認する．

大まかな走査法は以上であるが，短軸走査の時に長軸でみたり，長軸走査の時に再度短軸で確認するなど，何か問題や不明な部位があれば，上記の走査法にこだわらず検査することが重要である．

さまざまなタイプのシャントの走査法

1) 分岐血管

いずれも，視診，触診で分岐の有無を予測しておくのが重要である．理学所見では確認できない分岐があるため，エコーではまず短軸走査で血管の分岐を確認する．次に分岐の状態によって，長軸で走査する．

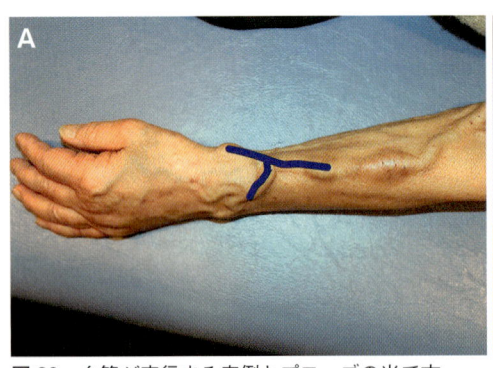

図20 血管が直行する症例とプローブの当て方
　プローブは皮膚に平行に，分岐部の逆側から当てる．

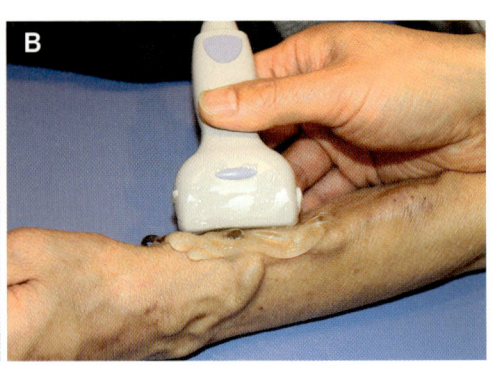

図21 蛇行血管に対するプローブの当て方

図22 蛇行血管描出像

(1) 血管が直行する場合

直行するように分岐する場合は，分岐しない側からプローブを当てる（**図20**）．さらに真上からプローブを当て，1本ずつ観察する．このようにすることで，血管を2方向から観察することができる．

(2) 深部に分岐する場合

深部静脈交通枝など，深部に分岐する静脈の観察は比較的容易で，皮膚の真上からプローブを当てることで観察可能である．深部の静脈をさらに観察するには，深部にフォーカスを当て，深部静脈と合流する部位および深部静脈を観察する．また，表在静脈の中枢側に狭窄がないか，その中枢の分岐がないかをさらに短軸，長軸で観察する．

(3) Y字型に分岐する場合

Y字型に分岐する場合も多いが，走査法は直行する場合とほぼ同じである．使用するプローブによるが，プローブから遠い静脈は良好に描出されないことがある．その場合は反対側からも観察する．

2) 蛇行血管

(1) シャント静脈の蛇行

血流量が多くなると血管は拡張するとともに蛇行する．静脈は同じ深さで蛇行することが多く，肉眼で確認することは容易であるが，狭い範囲で蛇行している場合は，瘤と間違えることもある．エコーで描出する場合は，皮膚と水平にプローブを当てて観察する．ゼリーを多く使用し，プローブと皮膚の間に空気が入らないように工夫する（**図21，22**）．

その場合，プローブの周波数によっては，浅部から深部まで同様に描出することは困難となる．血管分岐部と同様，プローブを2方向から当てる

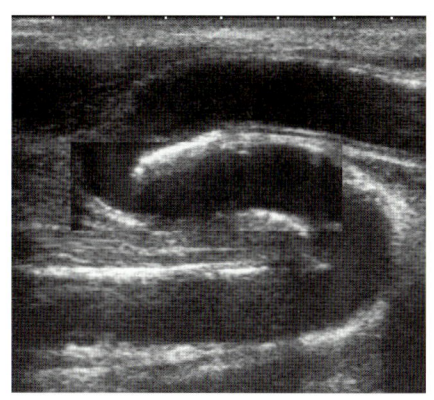

図23 橈骨動脈に著明な蛇行を認めた例

ことで，良好に描出できる範囲をカバーすることができる．また，プローブを変更して，浅部から深部を描出することも可能である．

蛇行した静脈は，しばしばカーブの部位に狭窄が出現するが，少しずつプローブを回転させて観察すると狭窄部を同定することができる．蛇行した静脈を完全に描出することは困難である．有意狭窄をみつけるのであれば，触診で狭窄部を確認してからエコーを行うとよい．

(2) 動脈の蛇行

過剰血流になると，動脈の蛇行も著明となる．動脈は静脈と異なり，皮膚に垂直方向に蛇行することが多い．痩せて筋肉が少ない高齢者では，蛇行した動脈が皮膚近くで触れることがあり，患者や透析スタッフは瘤と勘違いすることもある．エコーで蛇行した動脈を描出し，瘤との鑑別を行う．**図23**は，橈骨動脈に著明な蛇行を認めた症例であるが，1枚の写真には収めきれず，浅部と深部にわけて静止画を撮影した．

コラム1

側々吻合

吻合部は通常，動脈側-静脈端で吻合（側端吻合）するが，動脈側-静脈側で吻合（側々吻合）する場合もある．AVFは1966年に考案されたが，その時は側々吻合であった．その後，側端吻合が主流となったが，今でも側々吻合でAVFを作製することもある．とくに肘部でAVFを作製する場合は，静脈を長く使用するために，しばしば側々吻合にする．末梢に逆流する静脈が前腕でループを描くと，視診上は前腕で作製したAVFと同じ形になる．皮膚切開創を注意深く観察すれば両者を区別することが可能であるが，シャントの構造を間違える危険性がある．

シャント静脈の中枢側を圧迫して，末梢のシャント静脈が虚脱すれば，肘部で側々吻合で作製したAVFであることが判明する．図は，肘部に側々

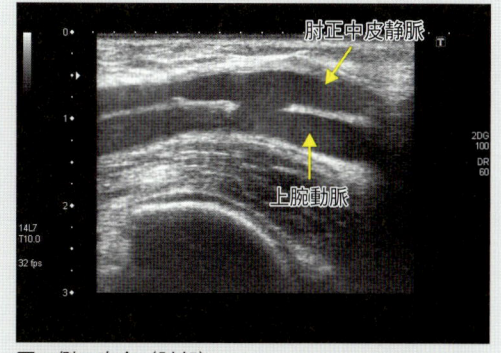

図 側々吻合（肘部）

吻合で作製した症例のエコー画像であるが，上腕動脈と肘正中皮静脈で側々吻合されていることがわかる．

コラム2

上腕動脈高位分岐

　上腕動脈は，通常肘関節のやや末梢で橈骨動脈と尺骨動脈に分岐するが，数％の症例で動脈が高位で分岐している．分岐部は腋窩や上腕の途中などさまざまである．図の症例は腋窩で分岐しており，上腕部で2本の動脈を認める．1本の動脈は通常の位置を走行しているが，もう1本の動脈は尺側の浅い層を走行している．2つの動脈はちょうど肘部で交差するように走行しており，尺側を走行していた動脈が本来の橈骨動脈の位置を走行するようになる．

　AVF作製後にシャント血流量を測定する場合，このように動脈が高位分岐していることを認識しておかないと，上腕動脈血流量を過小評価する．2つの動脈の合計を「上腕動脈血流量」とするのが一般的である．またこのような症例では，2つの動脈のRIが異なるため，RIは意味を持たない．

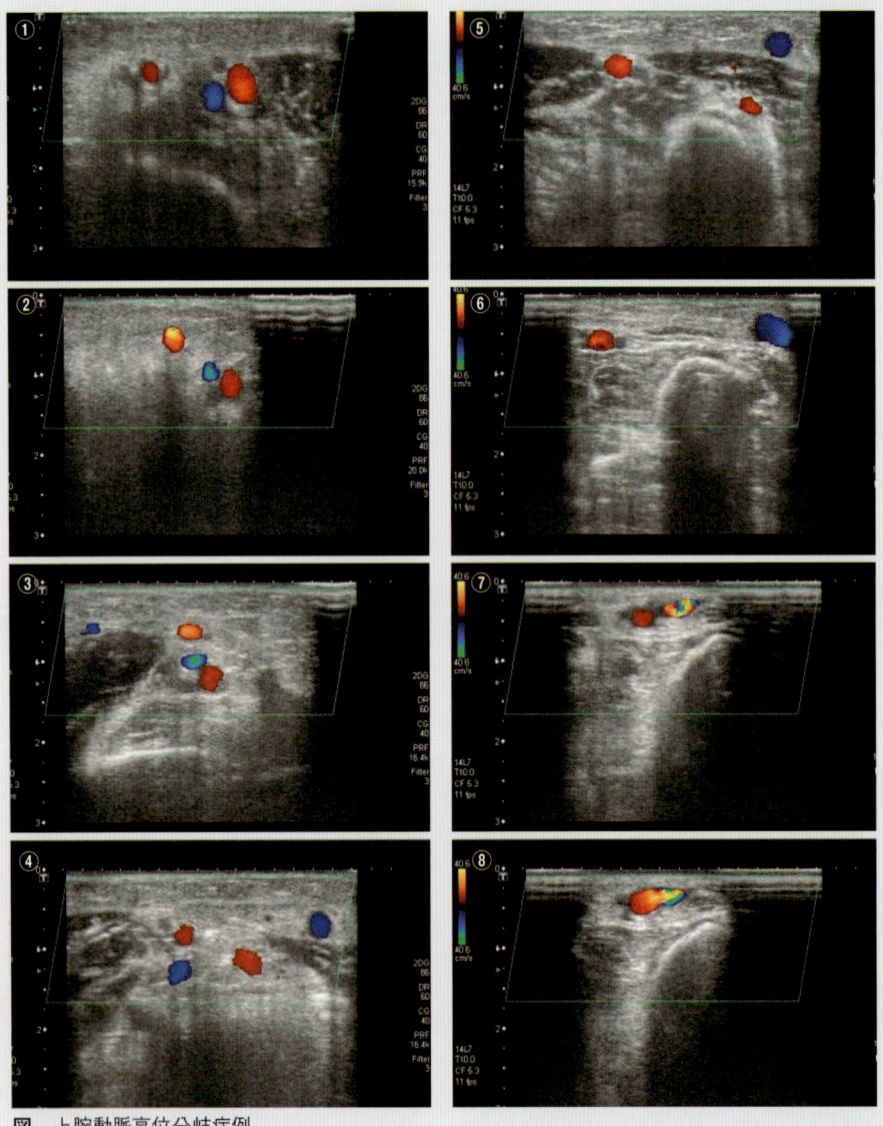

図　上腕動脈高位分岐症例
①，②上腕部：2本の動脈を認める（カラードプラで赤色の血管）．
③肘窩：2本の動脈が前後に位置する．④，⑤前腕：2本の動脈が離れる．
⑥前腕：シャントに吻合した橈骨動脈を追う．⑦吻合部近傍．⑧吻合部．

5 狭窄の病態と症状

狭窄の形態的特徴

　一口に狭窄病変といっても，さまざまな病態があり，形態的に4つに分類することができる（**図1**）．

1）内膜肥厚

　形態的には，血管径（外径）には変化はないが，内膜の肥厚が原因で内腔が狭小化するものである．肥厚した内膜は，血管内腔よりもやや高エコーに描出される（**図2**）．血管外径は周囲と同等であり，内腔のみが細くなるのが特徴である．**図3**はグラフト流出静脈の内膜肥厚の病理所見である．内膜に平滑筋細胞の増殖がみられる．グラフトの仮性内膜の肥厚は，Bモードでは血管内腔との区別がつきにくいため，カラードプラを併

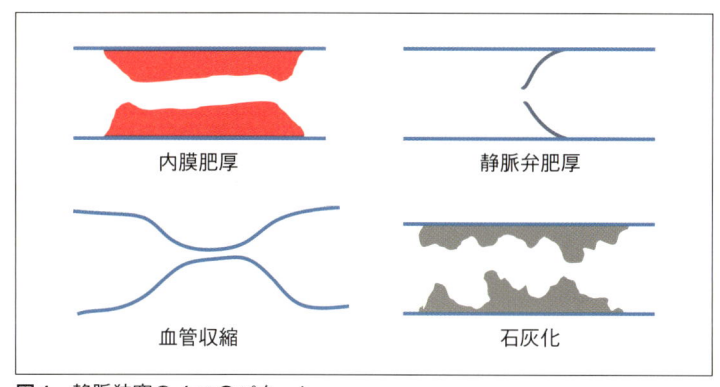

図1　静脈狭窄の4つのパターン

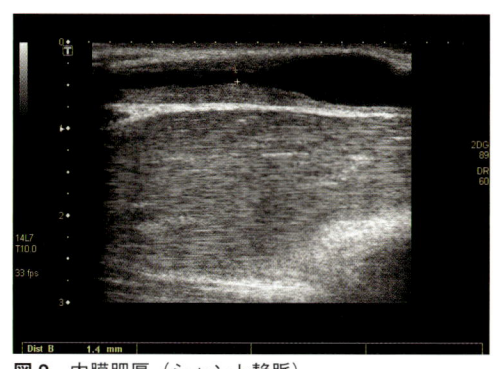

図2　内膜肥厚（シャント静脈）
　血管外径は同等であるが，血管内に高エコーの内膜肥厚があり，内腔が狭小化している．

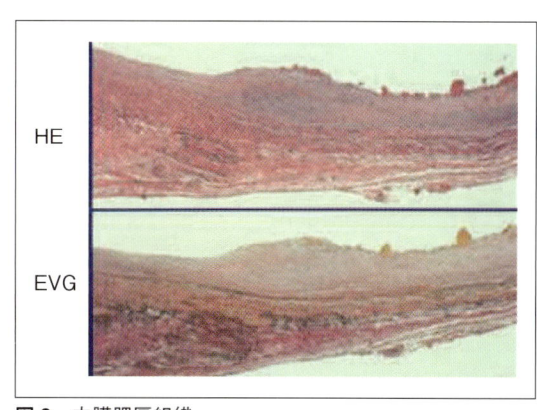

図3　内膜肥厚組織
　HE：ヘマトキシリン・エオジン染色，EVG：エラスチカ・ワンギーソン染色．

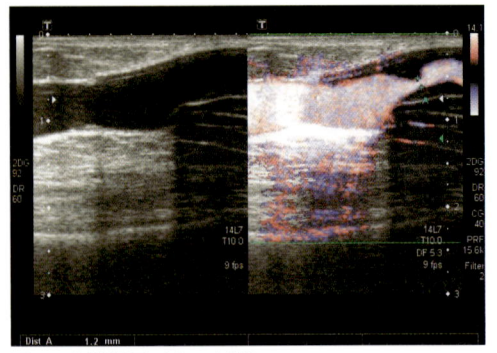

図4 内膜肥厚（人工血管）
グラフトの静脈吻合部の狭窄病変．Bモードでは狭窄部を同定することが困難である（左）が，カラードプラ（ADF）を用いることで容易に狭窄部を描出することができる（右）．

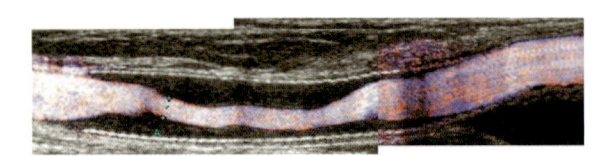

図5 ステント内の内膜肥厚
ステント内狭窄は，内膜肥厚が原因となることが多い．ADFで描出すると，コントラストが良好で確認しやすい．

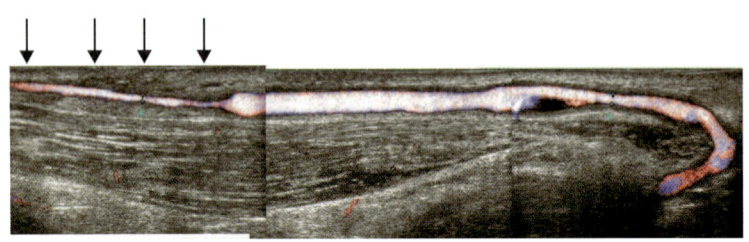

図6 血管収縮型の狭窄
血管そのもののサイズが細くなり，狭窄を呈する（矢印）．内膜肥厚はほとんどみられない．

用して描出する必要がある（図4）．また，ステント内にも内膜肥厚を認めることが多いが，やはりカラードプラにて良好に狭窄病変が描出できる（図5）．グラフトの場合，視診では狭窄部を同定することができないため，主に触診や聴診で狭窄部をみつけることになる．

内膜肥厚の原因は明らかにされていないが，高速の動脈血流が流入することにより生じる乱流が血管内膜に傷害を与え，その反応として内膜肥厚が生じると考えられている．血小板や白血球から放出されるサイトカインもその原因とされているが，メカニズムは解明されていない．

2）血管収縮

血管そのものが細くなるタイプの狭窄である．エコーでは，図6のように血管外径そのものが細くなる．このタイプの狭窄は，視診・触診で容

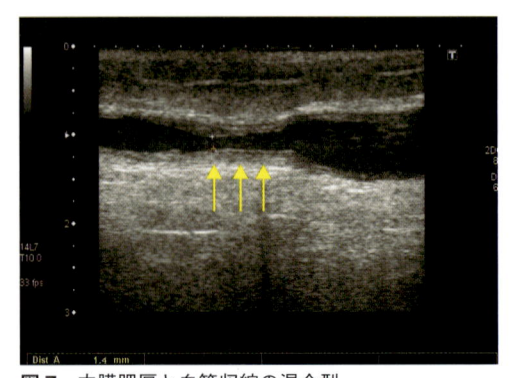

図7 内膜肥厚と血管収縮の混合型
中央部の血管外径は細く，さらに内膜肥厚を伴い，内腔が狭小化している．

易にみつけることができる．血管収縮がどのような機序で生じるかは不明である．同一患者でも内膜肥厚と血管収縮が混在することがあり，かならずしも患者側に原因があるわけではない．内膜肥厚と血管収縮の混合型の狭窄病変もしばしばみられる（図7）．

3）静脈弁肥厚

静脈には，一定の間隔で静脈弁がある．シャントがない場合は，血流によって静脈弁は開閉するが，長期間，非生理的血流に曝露されると，静脈弁は開いた状態となり，その役目を果たさなくなる．その一方，静脈弁そのものが肥厚して固定されると狭窄を生じる（図8）．エコーのBモードでは，ゲインやダイナミックレンジを調節して，やや輝度の高い画像にする必要がある（図9）．カラードプラでは，静脈弁の前後で流速が極端に変化するため，図10のような特徴的な画像を呈する．プローブの周波数にもよるが，7.5 MHzの場合Bモードだけでは見逃すことがあり，かならずカラードプラで確認する（図10, 11）．

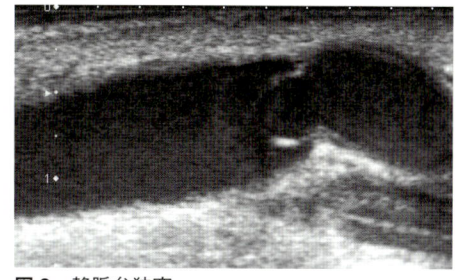

図8　静脈弁狭窄
Bモードで，血管内に突出した高エコーで肥厚した静脈弁を認める．

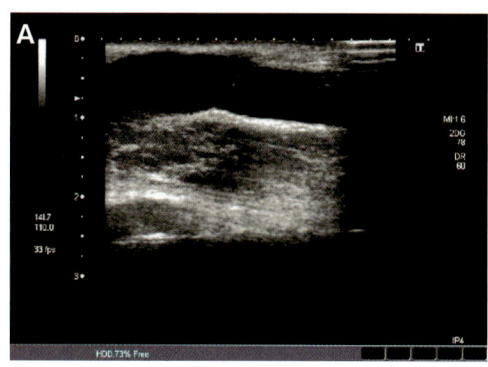

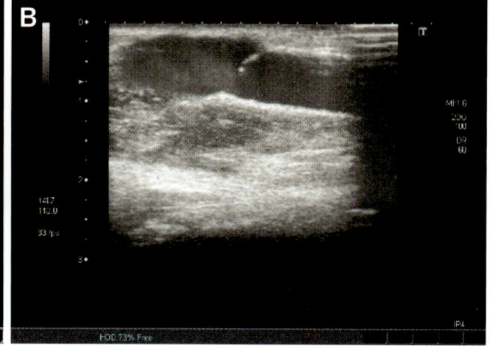

図9　静脈弁肥厚の観察のためのゲイン調整
A：低ゲイン．B：高ゲイン．
静脈弁を観察する場合は，ゲインを低く設定すると弁が描出されないため，ゲインをやや上げるか，ダイナミックレンジを高くして観察することが重要である．

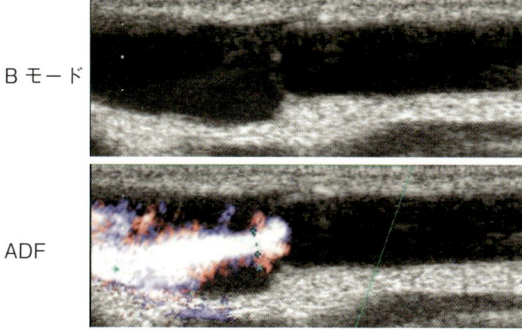

図10　静脈弁肥厚
Bモードだけでは，肥厚した静脈弁を見落とすことがある．カラードプラ（ADF）を用いることで，静脈弁による狭窄をみつけることができる．

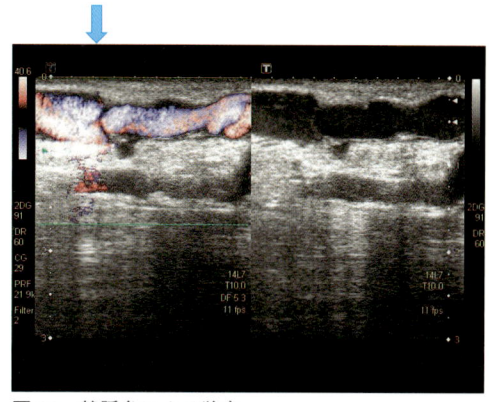

図11　静脈弁による狭窄
Bモードでは，狭窄の有無，静脈弁の存在が明らかではないが（右），ADFでは，肥厚した静脈弁にカラーが抜けており（矢印），静脈弁の存在が確認できる（左）．

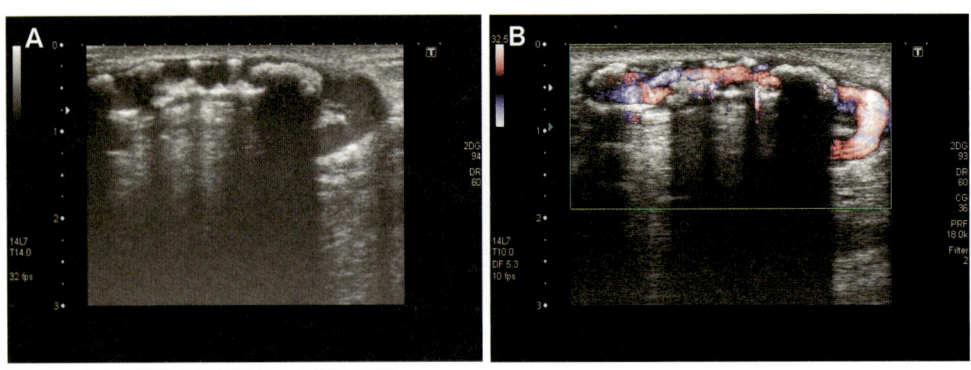

図12 吻合部近傍の石灰化による狭窄病変
A：Bモード．B：ADF．
吻合部近傍の静脈壁に高エコーの石灰化を認める．アコースティックシャドウを引いている部位では，血管内腔を確認することはできない．

4）壁石灰化

通常，静脈には石灰化を生じることはないが，シャント静脈にはしばしば石灰化を認める．とくに，長期透析患者のシャント吻合部近傍には高率に壁石灰化が生じる．腎不全患者はカルシウム，リンの代謝異常があり，異所性の石灰化をきたしやすい病態にある．非生理的血流による壁の障害を修復する過程で石灰化をきたすと考えられる．エコーでは，石灰化に特有な高エコーが壁に沿って観察できる．アコースティックシャドウを引く場合は，血管内腔の観察は困難となる（**図12**）．壁石灰化があっても，かならずしも狭窄を生じるとは限らない．中膜に層状に広がる石灰化（メンケベルク型）では内腔が保たれる．しかし，石灰化が高度になると内腔狭窄を生じる．

狭窄の好発部位

狭窄の好発部位を知っておくことは非常に重要である．狭窄は乱流を生じる部位に生じやすい（**図13**）．

1）吻合部の1～5 cm以内の静脈

AVFでは吻合部のすぐ中枢，AVGではグラフトと静脈の吻合部近傍の静脈になる．内膜肥厚を伴うことが多いが，血管収縮型の狭窄もみられ

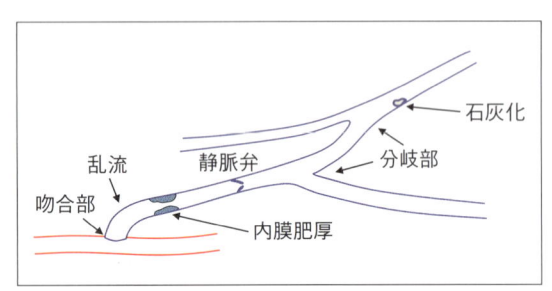

図13 狭窄の好発部位

る．吻合部近傍の狭窄は，視診で確認することは難しく，指1本でていねいに触診することで発見できることが多い．

2）合流部，もしくは分岐部

血管合流・分岐部は乱流を生じやすく，狭窄の好発部位となる．特に手背から合流する部位と，橈側皮静脈が鎖骨下静脈に合流する部位に多い．前者はソアサム症候群の原因になる．また，後者は肘窩でシャントを作製した場合の，静脈圧上昇の原因となることが多い．

3）静脈弁

病態の項で解説したように，静脈弁を有する部位には狭窄を生じやすい．静脈弁は多数あるため，特定の静脈弁に狭窄が生じることはない．

5. 狭窄の病態と症状

脱血不良

　シャント診療でもっとも多いのが脱血不良の精査である．脱血不良の多くは狭窄病変が存在する．ここでは，AVFの脱血不良の症例におけるエコー検査のポイントについて解説する．

1）シャント狭窄と脱血不良

　シャントの狭窄には定義はないが，直径が周囲静脈と比べて50％以下になっている病変を一応狭窄としておく．臨床上狭窄が問題になるのは，狭窄病変によって現在何らかの問題が生じているもの，または現在問題はないが，将来問題を生じる可能性のあるものである．

　狭窄の問題は，それによって生じる患者自身の変化と，透析を施行するうえでの不都合に分けられる（表1）．

　実際に遭遇する狭窄病変の約80％は透析を行う時に生じ，脱血不良，静脈圧上昇，再循環はその代表的なものである．特に脱血不良は日常診療で多くみられ，検査技師は「脱血不良の精査」の依頼を受けることが多い．

　脱血不良とは，透析に必要な血流が得られない状態である．脱血不良にも程度があり，透析開始時から脱血できない場合と，途中で脱血不良になる場合がある．また，日によって脱血ができたりできなかったりということもある．このような場合，透析スタッフはポンプ血流量を低下させて，どうにか透析を終了させる．また，駆血をして透

表1　狭窄によって生じる症状

透析における症状
脱血不良
静脈圧上昇
再循環
閉塞
止血時間の延長
患者に生じる症状
静脈高血圧症
瘤

析を続ける場合もある．

　脱血量は，150〜350 mL/min のことが多い．150 mL/min で脱血している患者と350 mL/min で脱血している患者では，当然脱血不良を生じる時のシャントの状態が異なる．このことに十分留意してエコーを行うことが重要となる．

　具体的に考えてみよう．狭窄部の中枢側で脱血した場合，脱血量は血流量に依存する（図14）．たとえば脱血量を200 mL/min とすると，上腕動脈でおおよそ350 mL/min が脱血が可能か否かのカットオフとなることが判明している（図15）．脱血量が350 mL/min の場合は，500〜550 mL/min 程度の上腕動脈血流量が必要となる．

　ここで症例をみてみよう．

症例1

(1) 主訴

　脱血不良．透析歴1年，63歳の女性．透析導

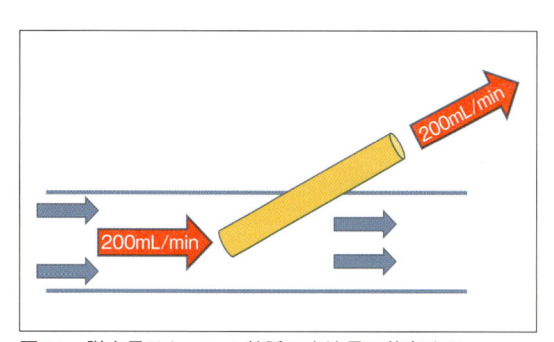

図14　脱血量はシャント静脈の血流量に依存する

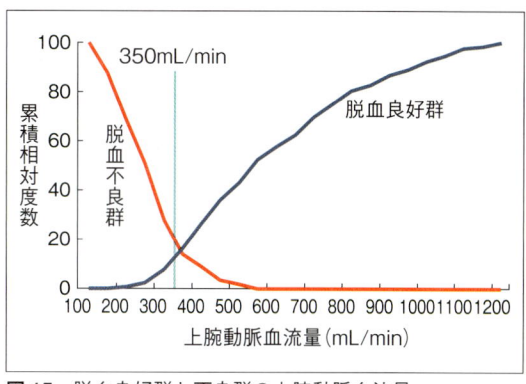

図15　脱血良好群と不良群の上腕動脈血流量
（バスキュラーアクセス超音波テキスト．p.61，医歯薬出版，2011）

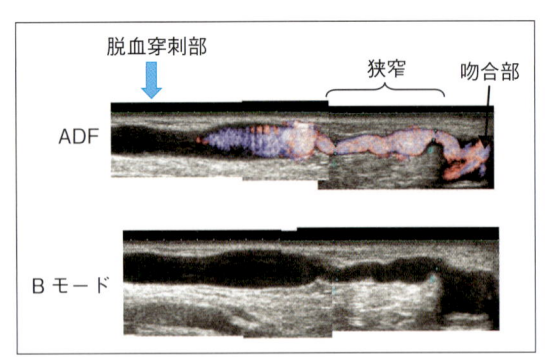

図16 症例1の超音波所見

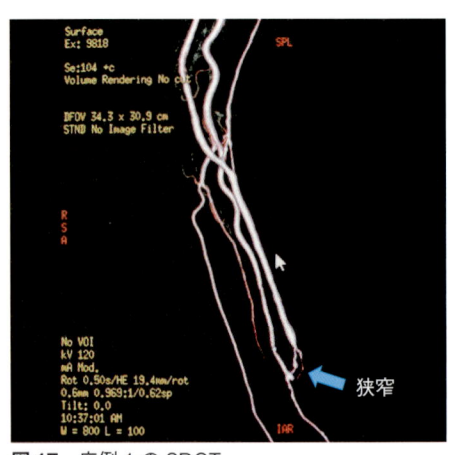

図17 症例1の3DCT

入時に左前腕にAVFを作製し，受診時までそれを使用していた．脱血量は200 mL/minであるが，2週間前より時々透析後半の脱血不良が認められるようになった．最近2回の透析では前半から脱血不良があり，シャントスリルも低下したため受診した．

(2)理学所見

前腕末梢に吻合部を有する内シャント．血管はやや深い位置を走行しているが，どうにか分岐はみえる．脱血穿刺部は血管分岐の手前，返血は肘部の肘正中皮静脈に穿刺している．脱血部の針は吻合部に向いている状態で，視診では狭窄の有無は確認できなかった．

指4本で触診すると，全体的にシャントスリルが弱い状態であった．指1本でシャント吻合部からゆっくりと触診すると，吻合部ではパルス状，2 cm中枢でスリルが出現し，その中枢ではスリルが弱い状態であった．聴診では，全体的に弱かったが，連続音であり狭窄音は聴取しなかった．

(3)仮説

吻合部近傍の狭窄による血流低下．

(4)超音波検査

①機能評価

上腕動脈血流量：240 mL/min，RI：0.74

②形態評価

上腕動脈から橈骨動脈まで走査した．動脈の石灰化はほとんどなく，有意な狭窄は認めない．吻合部へは動脈中枢側・末梢側からの血液の流入を認めた．吻合部には狭窄はなかったが，吻合部すぐ中枢に有意狭窄を認めた（**図16**）．脱血穿刺は矢印の部位であり，前腕のほぼ中央にあたる．その中枢は肘部で橈側皮静脈と肘正中皮静脈に分岐していたが，肘部までは有意狭窄を認めなかった．

(5)エコー後の診断

吻合部近傍の狭窄によりシャント血流量の絶対的な不足となり，脱血不良が生じたと診断した．

(6)解説

本症例では，3DCT検査が行われていた．**図17**のように吻合部のすぐ中枢に有意狭窄を認める．その中枢には有意狭窄は認めなかった．この狭窄が原因となってシャント血流量が低下した．本症例のように，上腕動脈血流量≒穿刺部のシャント血流量であると想定すると，上腕動脈血流量240 mL/minでは200 mL/minの脱血ができないことは明白である．吻合部近傍に狭窄が出現することは非常に多く，脱血不良症例の大半は，この部位の狭窄が原因である．

(7)本症例の超音波検査のポイント

脱血不良症例では，上腕動脈血流量をチェックする．脱血可能になるには，脱血量+200 mL/min

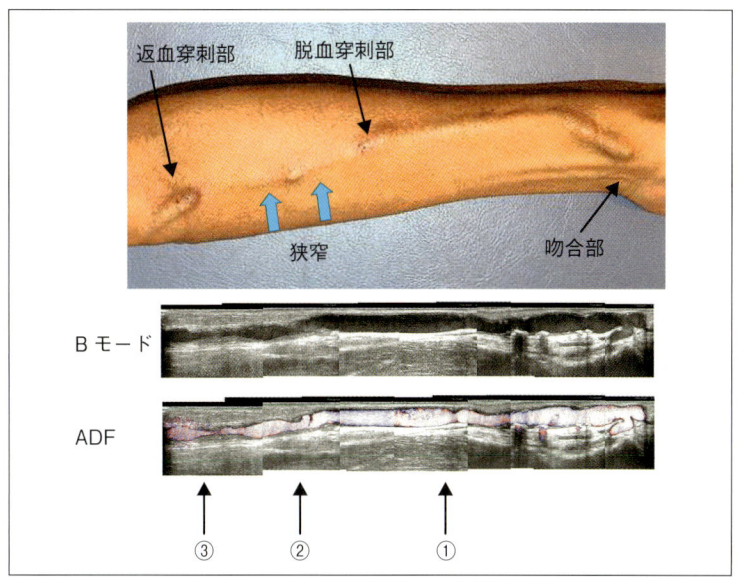

図18 症例2の前腕とエコー

程度の上腕動脈血流量が必要である．それ以下の場合は，穿刺部の吻合部寄りに狭窄があることが示唆される．

症例2
(1)主訴
透析歴12年の男性．3回の透析で続けて200 mL/minの脱血ができなくなったため，当院を受診した．前腕中央部で脱血，肘部で返血しているが，静脈圧上昇は認めず，再循環率は0％であった．

(2)理学所見
左前腕の手関節に吻合部を有するAVF．血管は良好に観察することができる．視診では図18の青矢印に狭窄が疑われる．触診では，吻合部から前腕中央まではスリルはあるが，やや血管内圧が高い．

(3)仮説
前腕中央部に狭窄を有するシャントであるが，脱血不良の原因は不明である．

(4)超音波検査
①機能評価
　上腕動脈血流量：360 mL/min，RI：0.68

②形態評価
　上腕動脈から橈骨動脈には有意狭窄を認めない．シャント吻合部のすぐ中枢に狭窄病変を認めた（図18①）．脱血穿刺部の静脈は十分太いが，その中枢に狭窄を認める（直径1.0 mm）（図18②，③）．

(5)診断
吻合部近傍の狭窄による血流低下，それに伴う脱血不良と診断した．

(6)解説
複数カ所の狭窄を有するシャントでは，中枢の狭窄が高度であると，その末梢の静脈の内圧が高く，狭窄があってもスリルを感じにくい（図19）．このようなシャントの場合はエコーが威力を発揮する．

(7)本症例の超音波検査のポイント
理学所見では狭窄を同定できなくても，臨床症状から狭窄を予想してエコーを行うことが重要である．複数カ所に狭窄を有する病変では，狭窄と穿刺部の関係をきちんとシェーマに表す必要がある．

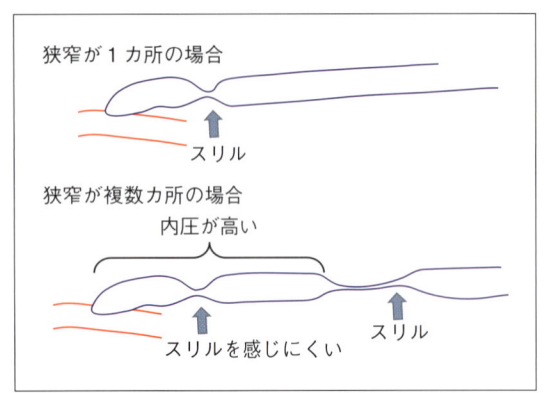

図19 複数の狭窄を有するシャントの場合のスリル

症例3

(1) 主訴

前腕末梢にシャント吻合を有する症例．透析後半に脱血不良を生じるようになり受診した．

(2) 理学所見

シャントスリルは全体的に弱く，シャント音も弱いが，吻合部では連続音を聴取する．指1本で触診すると，吻合部ですでにシャントのスリルが弱いが，拍動ではない．穿刺部は前腕中央部で，肘の3横指末梢で2本に分岐している．手背の静脈はほとんど拡張していない．

(3) 仮説

動脈血流の不足による脱血不良．

(4) 超音波検査

①機能評価

上腕動脈血流量：250 mL/min，RI：0.62

②形態評価

上腕動脈に軽度の石灰化があるが十分太い．橈骨動脈はやや細く，ほとんど血流がみられない．シャント吻合部では中枢からの動脈流入がなく，すべて末梢から流入している（図20）．シャント吻合部に軽度の狭窄を認めるが，シャント静脈には有意狭窄を認めなかった．

(4) 診断

橈骨動脈の中枢の閉塞による絶対的な動脈血流入量の低下による脱血不良と診断した．

(5) 解説

本症例は，症例1，2と異なり，シャント静脈には有意狭窄を認めなかった．しかし，橈骨動脈

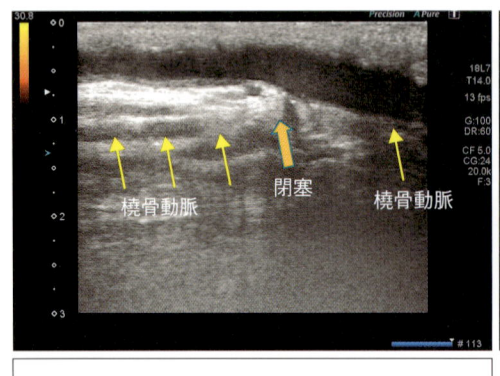

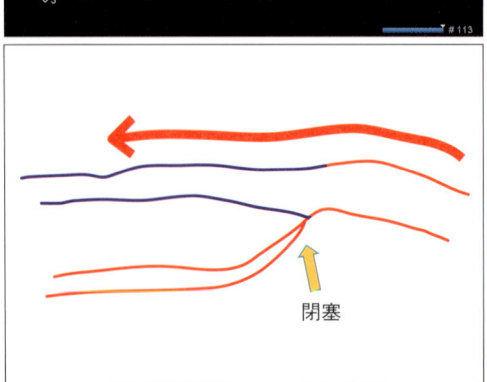

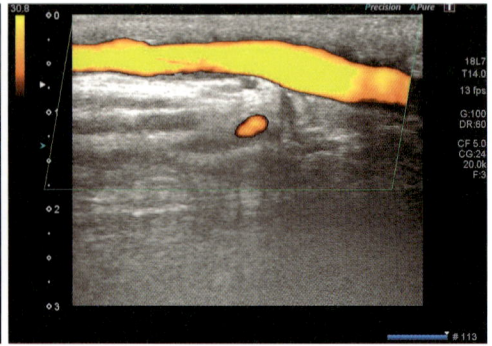

図20 症例3の超音波所見
シャント吻合部で橈骨動脈の中枢が閉塞しており，すべてのシャント血流は末梢から逆流する動脈で供給されていた．

の中枢からのシャント静脈への流入がなく，すべて末梢の動脈から流入していた．尺骨動脈から手掌動脈弓を介して逆方向に流入する橈骨動脈血流によって，シャントフローが保たれていた．

このように，流入動脈の閉塞で脱血不良を呈する症例があることを覚えておく必要がある．本症例とは異なるが，橈骨動脈の中枢側に閉塞がなくとも，低血圧や脱水によりシャント血流量が低下する場合がある．まれではあるが，腋窩動脈の狭窄によりシャント血流量が低下する場合もある．症例1のように，吻合部近傍の狭窄の場合は吻合部のスリルが拍動となるが，動脈血流入が少ない症例では，吻合部は弱いながらスリルを触れる．このようにして，原因が静脈にあるか動脈にあるかを予測して，エコーを行うことが有用となる．

(6) 本症例の超音波検査のポイント

絶対的な動脈血流入量の低下により脱血不良を呈することがある．理学所見で吻合部のスリルそのものが低下している場合は，動脈血流入量の低下がシャント血流量低下の原因となっていると考える．

ここまでは，血管分岐する前に穿刺していた症例であったが，今度は血管分岐がある場合を考えてみよう．実際，前腕のシャントであっても，分岐後の肘部近傍で穿刺している場合も多い．特に皮下脂肪が多く，前腕中央部での穿刺が困難な患者ではその傾向が強い．症例を呈示する．

症例4

(1) 主訴

前腕末梢で作製したシャント．最近，透析後半に脱血不良を呈するようになり，当院に紹介となった．

(2) 理学所見

視診では，血管分岐は確認できない．肘正中皮静脈に穿刺痕を認めるが，ここが脱血穿刺部になる．上腕橈側皮静脈に返血している．

吻合部から指1本で触診した．吻合部の3cmまではスリルはあるが，血管はやや硬い．吻合部から3cmの部位にスリルを確認した（**図21**）．その中枢の血管は柔らかく，スリルを確認できた．スリルは中枢に移るにしたがって弱くなり，脱血穿刺部の肘正中皮静脈のスリルは微弱であった．

聴診では，吻合部から分岐部までは良好なシャント音，分岐部で高調音が混じる．その後シャント音は弱くなる．

(3) 血管圧迫

吻合部から指1本で静脈を圧迫し，他方の指で吻合部のスリルを確認する．手背から合流すると考えられる部位を通過しても，吻合部は拍動であり，手背へシャント血流が逃げていることは否定的であった（**図22**）．圧迫をさらに中枢に移すと，

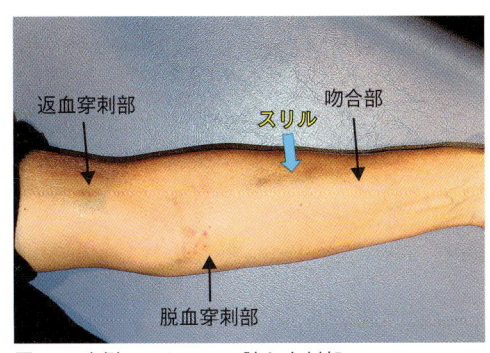

図21 症例4のシャント肢と穿刺部

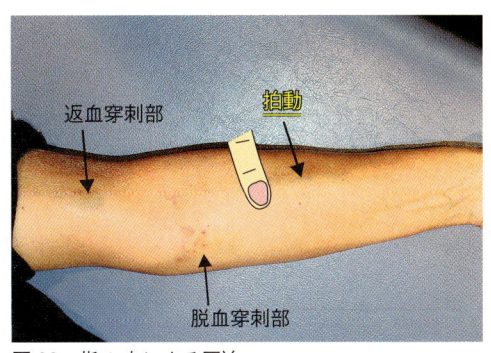

図22 指1本による圧迫
吻合部のスリルの変化を観察する．

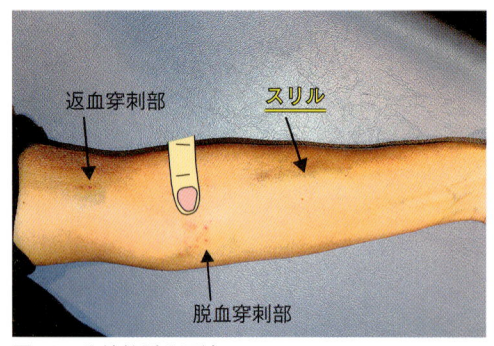

図23 分岐静脈を圧迫
　圧迫が分岐部を越えると，突然スリルに変化する．

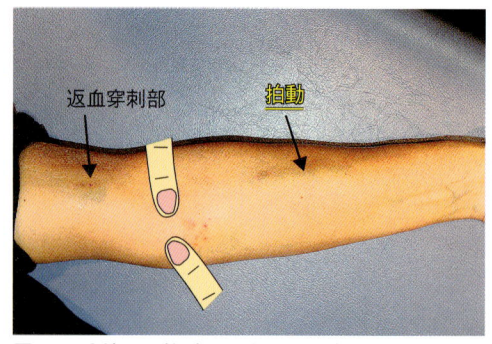

図24 分岐した静脈を2本とも圧迫すると，拍動に変化
　これにより，深部静脈交通枝へのシャントフローは否定できた．

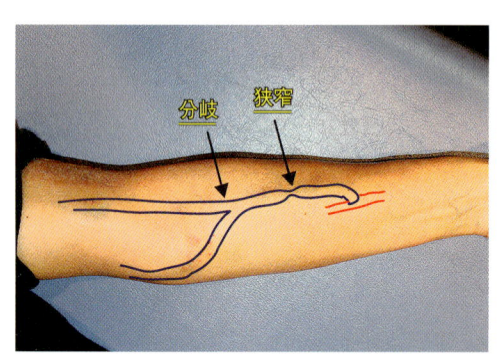

図25 理学所見でシャント分岐と狭窄を予測

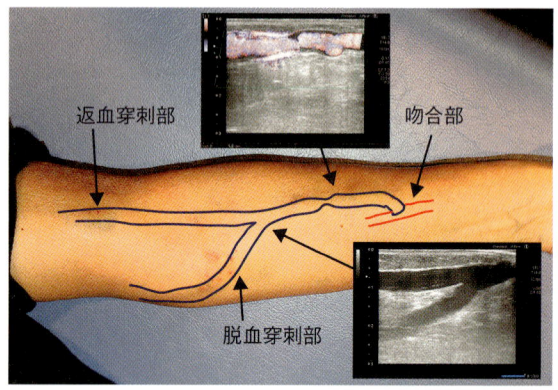

図26 エコーで確認

矢印の部位で突然吻合部のスリルが出現し，ここで血管が分岐していることが示唆された．分岐している静脈側を圧迫しても，同様にシャントスリルがあった（**図23**）．

さらに両方の血管を圧迫すると，吻合部は拍動に変化した．深部静脈交通枝へシャント血流が逃げている場合は，このように圧迫してもスリルとなる．これらのことから，深部静脈交通枝の血流はないと判断できた（**図24**）．

(4)仮説

触診と圧迫法により，このシャントは**図25**のように分岐しており，分岐する前に軽度の狭窄病変を有している．

シャント血流量は全体的には良好であった．分岐後の橈側皮静脈に狭窄があるが軽度であり，この狭窄のみでは脱血不良は説明できない．シャント全体の血流量は良好であるが，分岐した静脈で脱血しているため，脱血不良を呈したと仮説をたてた．

(5)超音波検査

①機能評価

　上腕動脈血流量：600 mL/min，RI：0.6

②形態評価

　吻合部から短軸で追っていくと，肘3横指末梢で2分岐していることが確認できた．長軸走査では，エコーゼリーを多く塗布し，分岐を確認できるようほぼ水平にプローブを当てたところ，血管の分岐を確認することができた（**図26**）．

(6)解説

本症例は，上腕動脈血流量は600 mL/minと十分であったが，穿刺している部位の血流がそれ以下であったため脱血不良をきたしたものと考えら

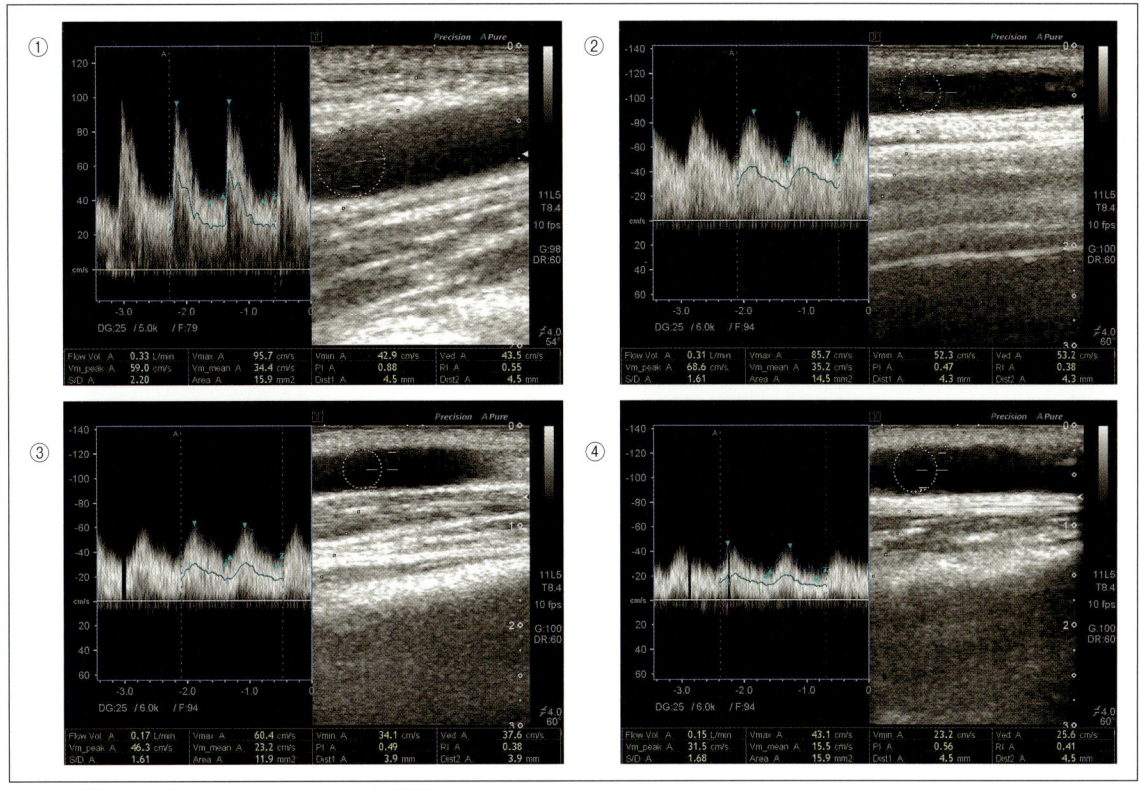

図 27 前腕で 2 分岐している AVF の血流測定
前腕で 2 分岐しているシャントの各部位でパルスドプラ法で血流量を測定した.
① 上腕動脈血流量　　　　　　　　　　　　330 mL/min
② 分岐前のシャント静脈血流量　　　　　　310 mL/min
③ 分岐後（橈側）のシャント静脈血流量　　170 mL/min
④ 分岐後（尺側）のシャント静脈血流量　　150 mL/min
　血流が全体的に少なく,層流であったため,静脈の乱流が少なく,静脈でもパルスドプラ法で血流量を測定することが可能であった.
　分岐前の血流量と分岐後の血流量の和がほぼ同じであった.

れる.通常,穿刺部の血流を安定して測定することは困難であるが,乱流が少ない場合は十分測定が可能となる(**図 27**).上腕動脈血流量が多いにもかかわらず脱血不良を呈する場合は,まず血管分岐後に穿刺している可能性を考える.上腕動脈血流量はかならずしも穿刺部の血流量と同じではないからである.

　VA エコーの難しいところは,まったく同じシャントであっても,穿刺部位が異なれば異なった症状が出現することにある.絶えず「穿刺部がどこか?」ということを念頭におきながら検査を行う必要がある.

(7) 本症例の超音波検査のポイント

　血管分岐より中枢で脱血している場合は,上腕動脈血流量が十分にあっても脱血不良をきたすことがある.解剖の知識と理学所見からシャントの構造を理解し,超音波検査を行うことで,検査時間を短縮し,正確な診断を下すことができる

◆脱血不良症例のポイント

　脱血不良になる場合は以下のことを念頭に置く.
　1.吻合部近傍の狭窄に伴うシャント血流量の絶対的不足

2．動脈流入量の低下に伴うシャント血流量の絶対的不足
　3．分岐した血管に穿刺している
　4．針先が狭窄部，血栓，静脈弁に当たっている
　5．血圧低下・脱水

　最近は，長時間透析，頻回透析，在宅透析など透析方法が多様化しており，脱血量も120 mL/minから400 mL/minぐらいまで幅がある．同じシャントでも，設定脱血量によって症状が異なる．脱血不良の精査の依頼を受けたら，かならず設定脱血量を確認する習慣をつけることが重要である．

■ 静脈圧上昇

　内シャントは，脱血と返血の2本の針を静脈に穿刺して行う．脱血側に問題があれば脱血不良となり，返血側に問題があれば静脈圧上昇となる．静脈圧は透析中にモニタリングが可能で，VAの状態を知るうえで重要な指標となる．静脈圧とは返血側の圧力のことで，高い場合は何らかの通過障害があると考えられる．次第に静脈圧が上昇してきた時は，返血部の中枢の狭窄が進行してきたと疑う．

　まずは症例をみてみよう．

症例1
(1)主訴
　52歳，男性，透析歴9年．上腕橈側皮静脈に穿刺すると静脈圧上昇を認めるため，精査目的で当院を受診した．
(2)理学所見
　シャント吻合部は前腕末梢にあり，脱血は前腕中央部に集中している．返血は上腕橈側皮静脈の2カ所である．肘やや末梢から細い分岐を認める．
　図28の①に返血をすると静脈圧上昇（170 mmHg）が出現するが，その中枢②で返血をす

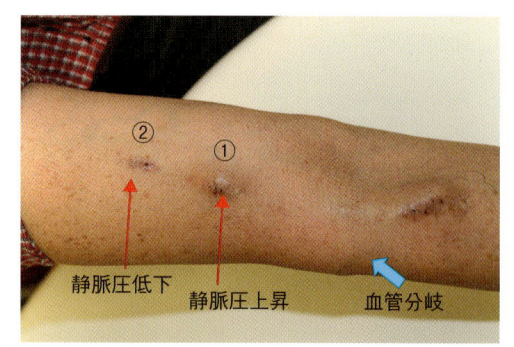

図28　症例1の上肢

ると静脈圧は100 mmHgに低下する．穿刺針は18Gであった．
　触診・聴診では，吻合部から図28①の穿刺部まではスリルはあるが，血管全体がやや硬い．シャント音はおおむね良好であった．図28①と②の間で強いスリルが出現する．上腕部で駆血すると，シャントスリルは低下するが，拍動とはならない．分岐静脈に血流が逃げている．
(3)仮説
　図28①と②の間に狭窄病変を有するAVF．そのため，穿刺部によって静脈圧が上昇している．
(4)超音波検査
①機能評価
　上腕動脈血流量：680 mL/min，RI：0.57
②形態評価
　動脈には有意狭窄を認めない．吻合部から図28①までは大きな分岐を認めない（図28の青矢印に血管分岐を認めるが，多くの血流は本幹の橈側皮静脈に流入している）．深部静脈交通枝は認めない．図28①と②の間に直径1.6 mmの狭窄病変を認めた（図29）．
(5)診断
　上腕橈側皮静脈の狭窄による静脈圧上昇と診断した．
(6)解説
　静脈圧上昇でもっとも多いのが，返血穿刺部中枢の静脈狭窄である．このタイプの静脈圧上昇は，狭窄より末梢で返血すると静脈圧上昇をきた

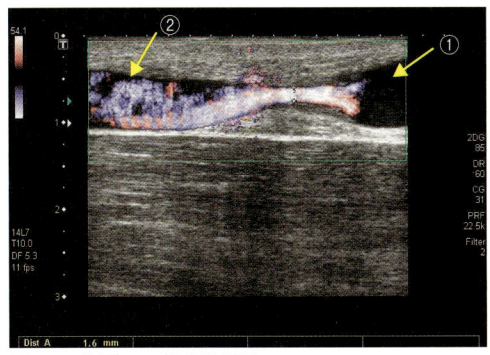

図 29 症例1の超音波所見

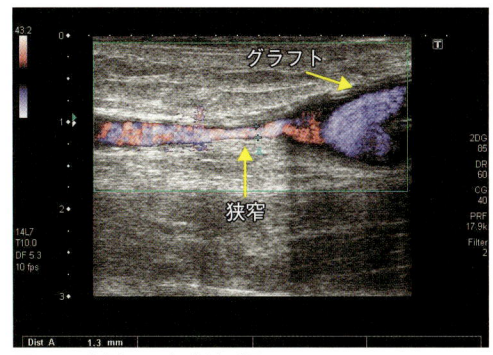

図 30 症例2の超音波所見
グラフトの流出路静脈に高度の狭窄を認める.

すが，その中枢で穿刺すると静脈圧が低値となるといった特徴がある．症状と触診でほとんど診断はつくが，エコーでその部位を同定することが重要となる．吻合部近傍に狭窄を認める場合は，どうしてもそこに注意が向くが，静脈圧上昇がある場合は，返血穿刺部の周囲を入念に精査することが重要となる．

(7)本症例の超音波検査のポイント

静脈圧上昇の場合は，返血穿刺部の中枢の狭窄を疑い精査する．

症例2

(1)主訴

人工血管で透析を受けている，透析歴14年の女性．最近静脈圧上昇がみられるようになり，受診した．

(2)理学所見

①視診

人工血管がループ状に前腕に移植されている．穿刺針は17Gで，脱血量200 mL/minで透析を行っている．この1カ月で静脈圧上昇が顕著になってきた．脱血も返血も人工血管に行っている．

②触診

シャントスリルは全体的に弱い．静脈吻合部で強いスリルが出現する．肘部の上腕動脈と上腕尺側皮静脈の間にループ状のグラフトが移植されている．スリルは弱く，シャント音は動脈吻合部でやや断続的，静脈吻合部近傍では連続で良好なシャント音が聴取される．

(3)仮説

グラフトの流出路静脈狭窄の進行．

(4)超音波所見

①機能評価

上腕動脈血流量：420 mL/min

②形態評価

グラフトの動脈吻合部にはごく軽度の狭窄を認めた．グラフト内には有意狭窄はみられなかったが，グラフトの静脈吻合部の中枢の静脈に有意狭窄を認めた（**図30**）．

(5)考察

グラフトは静脈吻合部の狭窄が生じやすい．その原因としては，吻合部における乱流が原因といわれている．グラフトと静脈の硬さの相違（コンプライアンスミスマッチ）があり，高流速でグラフトを通過した血流が静脈壁に当たり，乱流を生じる．この狭窄は動脈-動脈バイパスでみられる狭窄と異なり，場合によっては非常に長い距離となる（**図31**）．

グラフトの理学所見では，聴診が有用である．流出路静脈に高度の狭窄がある場合は，動脈吻合部近傍ではやや断続的なシャント音となるが，狭窄部ではむしろ良好なシャント音が聴取される．このようなパターンのシャント音が聴取された場合は，流出路静脈狭窄を疑うことが重要となる．

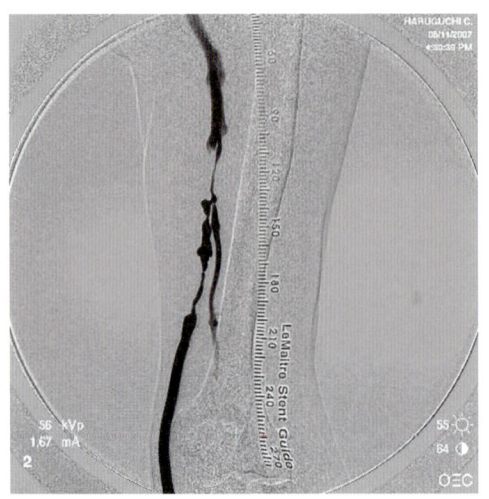

図31 長い距離にわたる流出路静脈の狭窄(血管造影)

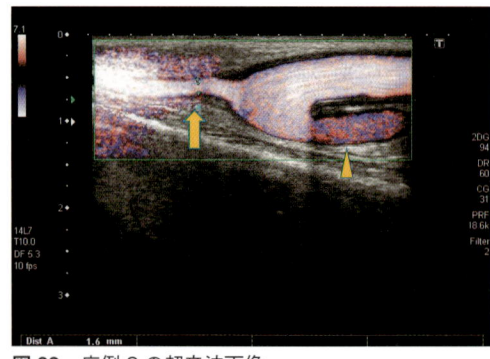

図32 症例3の超音波画像
グラフトの流出路静脈の中枢に狭窄があり(矢印),静脈の末梢(▲)に逆流している.

　グラフトの流出路狭窄が進行すると,シャント血流量が低下し,閉塞の危険が増加する.また,透析中の静脈圧が上昇する.ここで肝心なことは,流出路静脈の狭窄がいくら進行しても,脱血不良には至らないということである.そこで,静脈圧の変化に注目して管理することが重要となる.

　静脈圧には,透析を行わない状態で生じる静脈圧(静的静脈圧)と,透析を行った時に生じる静脈圧(動的静脈圧)がある.動的静脈圧は,シャントそのものが有する静脈圧に,返血流量(脱血流量),針の太さ,患者の体位などが関与するため,シャントそのものの状態を表しているものではない.脱血量が多かったり,穿刺針が細いと,動的静脈圧は上昇する.同一患者では,ほぼ同様の条件で透析を行うため,静脈圧の変化をみることが重要となる.

(6)本症例の超音波検査のポイント

　①グラフトで静脈圧上昇をきたした場合は,流出路静脈の狭窄を念頭におき検査を行う.

　②流出路静脈の狭窄が進行しても,脱血不良は生じないことに留意しておく.

症例3
(1)主訴
　グラフト移植後に定期フォローをしている.静脈圧上昇もなく,シャントスリルも良好であった.

(2)超音波検査
①機能評価
　グラフトの血流量:850 mL/min
②形態評価
　流出路静脈の中枢側は高度な狭窄を認めたが,いったん末梢に逆流するように流れていた(**図32**).そのため,シャント血流量の低下はなく,静脈圧上昇もなかった.逆流した静脈は肘部で深部静脈に交通し,再度中枢に流れている状態であった.

(3)解説
　本症例は,グラフトの流出路静脈の狭窄を認めたが,逆流する血液が多く,静脈圧上昇をきたさなかった.このように,症状がなくても狭窄が進行している場合がある.流出路静脈が完全閉塞しても,長期にわたってグラフトが開存する場合もあり,かならずしもPTAを要する病態ではない.ただ,PTAを施行することが望ましい症例もあるため,静脈圧上昇がなくとも,検者は流出路静脈の精査を行う.

　AVFで静脈圧上昇を呈した症例をみてみよう.

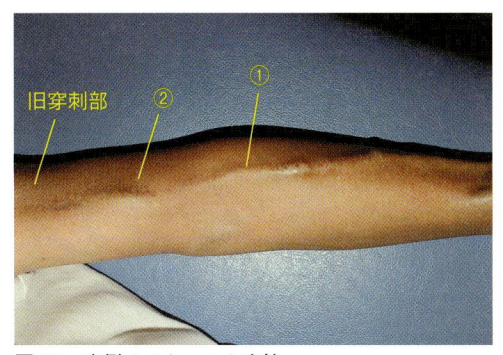

図 33 症例 4 のシャント血管
①に返血すると静脈圧は低く，②に返血すると静脈圧は高い．

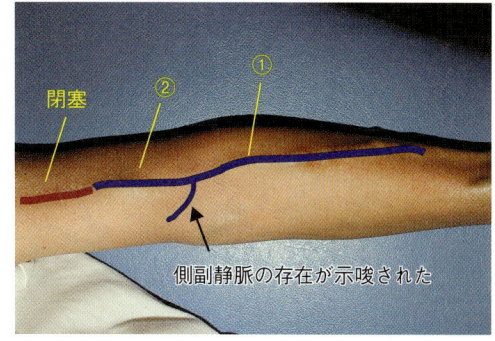

図 34 理学所見によるシャント静脈の予想図

症例4
(1)主訴
静脈圧上昇．自己血管内シャントで透析を行っている．上腕中枢で穿刺していたが，穿刺困難となり，橈側皮静脈に穿刺しているが，最近静脈圧上昇が出現するため，精査を依頼された．

前腕部に返血すると，静脈圧は低値となる．

(2)理学所見
①視診

前腕末梢に吻合を有する AVF．前腕正中皮静脈は閉塞しており，橈側皮静脈に流入している．視診で橈側皮静脈は良好に観察できる．肘正中皮静脈への分岐は確認できない（**図33**）．

②触診

前腕の静脈のスリルはおおむね良好．肘の末梢（図33①）までは良好なスリルを触れる．上腕部の穿刺部（図33②）は静脈がやや硬い．その中枢の旧穿刺部は，スリルがなく，血流の有無は不明である．

③聴診

吻合部のシャント音は良好．中枢になるに従いシャント音は全体的に弱くなる．過剰血流ではない．

(3)仮説
図34 の①では静脈圧が低値であり，②で静脈圧が低下することから考えて，返血部中枢の静脈狭窄（閉塞）があり，①返血部の近傍に側副静脈

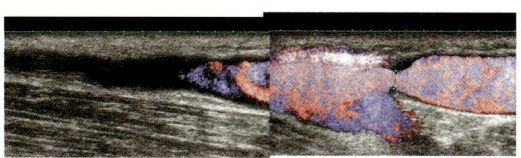

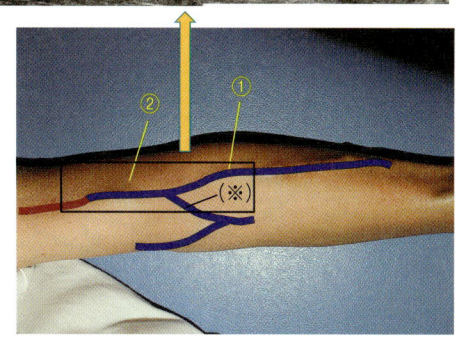

図 35 エコーと血管の対比

があると予想できる（図34）．

(4)超音波検査
①機能評価

上腕動脈血流量：850 mL/min，RI：0.53

②形態評価

上腕動脈を短軸で走査，続いて橈骨動脈を長軸で走査した．壁の石灰化はなく，有意狭窄は認めなかった．また，シャント静脈を吻合部から短軸で走査したところ，橈側皮静脈にほとんどのシャント血流が流入していた．

肘部までは分岐を認めなかった．肘部で前腕正中末梢側から合流する静脈（※）を認めた（**図35**）．分岐する手前にごく軽度の狭窄病変を認めた．分岐部のすぐ中枢のシャント流速は遅く，ほ

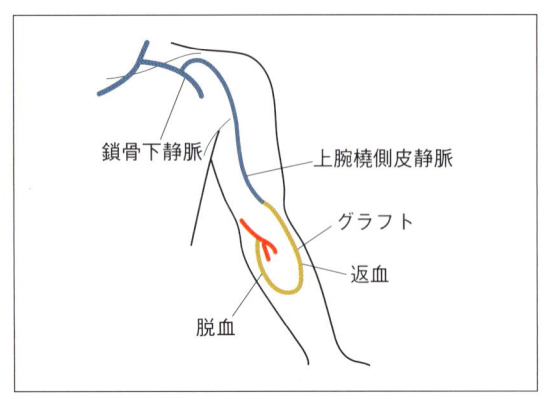

図36 症例5のシェーマ

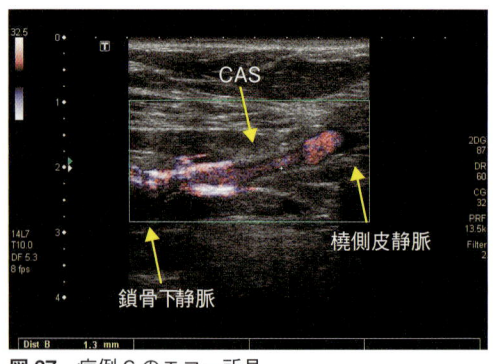

図37 症例6のエコー所見

とんどカラーで描出することはできなかった．さらに中枢の静脈は閉塞しており，シャント血流はすべて※の静脈からいったん末梢に逆流して，肘正中皮静脈に流入していた（図35）．

(5)解説

静脈圧上昇は，上腕橈側皮静脈の閉塞が原因と考えられる．肘で合流する部位よりも末梢の図35の①で穿刺すると，前腕中央の静脈にシャント血流が流入するため，静脈圧上昇はきたさない．

(6)本症例の超音波検査のポイント

中枢側穿刺で静脈圧が高く，末梢側穿刺で静脈圧が低い場合は，この2点の間に側副静脈を有することが多い．そのことに留意してエコーを行う．

症例5

(1)主訴

前腕にグラフトが移植されている．グラフトは上腕動脈を流入部として，上腕橈側皮静脈に吻合されている（図36）．静脈圧上昇の精査目的で紹介となる．

(2)理学所見

①視診

前腕にグラフトが移植されており，脱血は尺側，返血は橈側である．

②触診

グラフトのスリルはやや弱い．橈側皮静脈もスリルは弱く，拍動に近い．全体的に内圧が高い．上腕中枢までは内圧が高いが，鎖骨部で突然スリルを感じる．

(3)仮説

Cephalic arch の狭窄（Cephalic arch stenosis：CAS）による静脈圧上昇．

(4)超音波検査

①機能評価

上腕動脈血流量：350 mL/min，RI：0.59

②形態評価

グラフトの流入部に軽度狭窄（直径1.8 mm）を認めた．グラフト内およびグラフトの静脈吻合部には有意狭窄を認めなかった．

上腕橈側皮静脈が鎖骨下静脈に流入する部位に高度の狭窄病変を認めた（直径1.3 mm）（図37）．

(5)血管造影

グラフトの静脈吻合部には狭窄を認めなかったが，上腕橈側皮静脈が鎖骨下静脈に流入する部位に高度の狭窄を認めた（図38）．PTAを施行したところ，良好に拡張した．

(6)解説

CASは比較的多くみられる狭窄であり，肘窩で作製したAVFや，橈側皮静脈に吻合したグラフトでは，かならずCASの有無を確認する．グラフトで静脈圧上昇をきたした時は，第1に静脈吻合部の狭窄を疑うが，さらに中枢に狭窄を有す

5. 狭窄の病態と症状

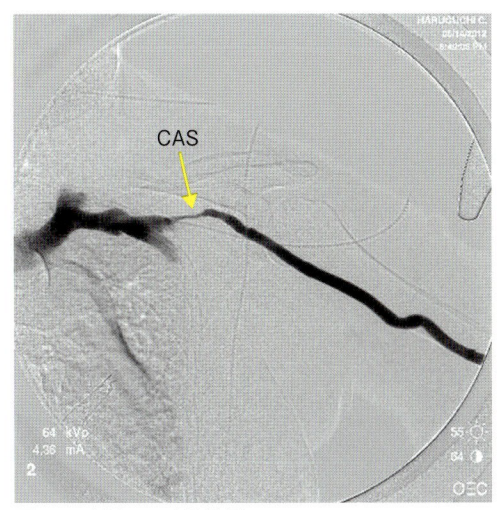

図38 症例6の血管造影

血管を圧迫しても血管のサイズが変化しない場合も，内圧上昇を疑う．

(7) 本症例の超音波検査のポイント

上腕橈側皮静脈の血管内圧上昇によって，静脈圧上昇がみられる場合はCASを疑い，中枢まで検査することが必要である．

◆静脈圧上昇の症例のポイント

静脈圧上昇がみられる血管と穿刺のパターンは以下のような場合となる．

①穿刺部の中枢に高度狭窄（閉塞）があり，近くに側副静脈がない．

②針先が血管壁（隔壁，静脈弁など）に当たる．または血栓内に存在する．

③シャント過剰血流の場合は，静的静脈圧が高く，中枢に狭窄がなくても静脈圧上昇をきたすことがある．

④脱血流量が多い場合は，返血流量も多くなり，静脈圧上昇をきたしやすい．

⑤穿刺針が細い場合．

ることも少なくない．この場合に重要な所見は，血管内圧である．血管を押した時に弾力があって，跳ね返されるような場合は，内圧が高いと考えてよい．問題なく透析が行えていても，このような血管内圧上昇がある場合，中枢に狭窄があるものと考えて検査を行う必要がある．プローブで

コラム

針先の位置と静脈圧

同じ穿刺部でも，静脈圧上昇をきたす場合ときたさない場合がある時は，血管壁に針先が当たっていることが予想される．図の症例は，同じ部位で穿刺しても，静脈圧が高い場合と低い場合があるため，エコーで精査したところ，肉眼ではわからないが，隔壁があり，盲端になった静脈に針先が位置すると静脈圧上昇をきたしたことが判明した．

また，2分岐した静脈の1方向にたまたま針先が入ると静脈圧上昇をきたすことがある．さらに，穿刺方法によっては，後壁に針先が当たり，静脈圧上昇をきたす．透析スタッフは，静脈圧上昇があった場合は，このようなことを想定して，針先を微妙に変更して対処している．

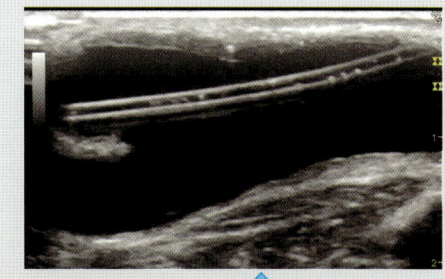

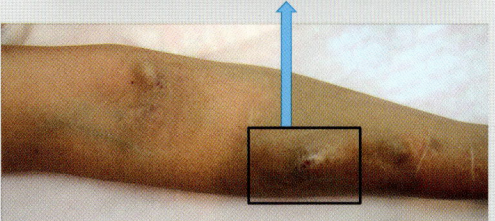

図 血管内隔壁があり，外筒が壁に当たると静脈圧が上昇する．（高橋内科クリニック　下池英明先生から資料提供していただきました）

シャントの構造と穿刺部から，静脈圧上昇を予測することができる．臨床症状と理学所見から狭窄と分岐を予測したうえでエコーを行うことが重要となる．

再循環

再循環とは，返血された静脈血の一部が脱血穿刺部から引き込まれている状態であり（**図 39**），その割合を再循環率という．再循環率が高くなると，見かけ上の脱血は良好であるが，透析効率が低下する．一般的に再循環率が15％を超えるものでは何らかの対処が必要になる．

再循環のパターンは次の3つが原因となり，そのいくつかが複合すると高率に再循環を呈する．

①返血静脈の中枢の狭窄（**図 40** ①）：この場合は返血した血液がスムースに中枢に流れず，一部の血液が末梢に逆流する．その血液を脱血することで再循環が生じるというものである．

②シャント血流量の低下（**図 40** ②）：脱血穿刺部に十分なシャント血流が流入しないと，中枢

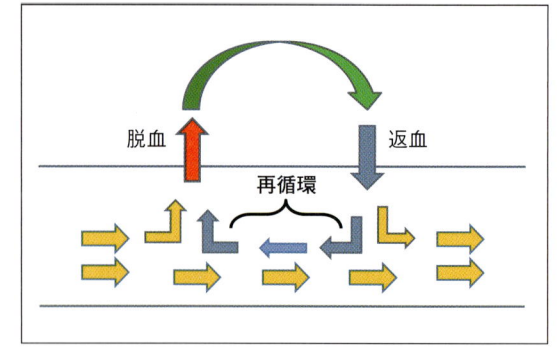

図 39 再循環とは
返血された血液の一部が脱血側にひきこまれた状態.

に返血された血液を脱血することになる．

③脱血と返血の距離が近い場合（**図 40** ③）：両者が近ければ，血液が混じる可能性が高くなる．

図 41 は，もっとも再循環を呈しやすい病態である．2カ所に狭窄があり，その中間で脱血と返血を行っているパターンである．②の狭窄がなければ，返血は良好に中枢に流れるため，再循環は生じにくい．また，①に狭窄がなければ，脱血穿刺部には十分なシャント血が吻合部から流入する

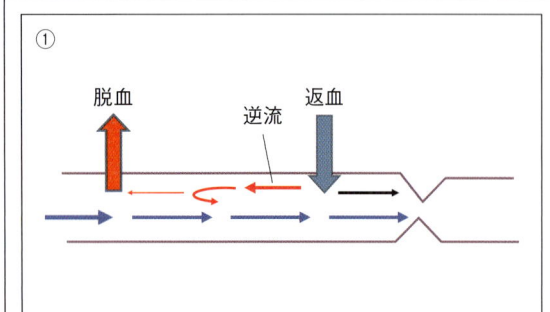

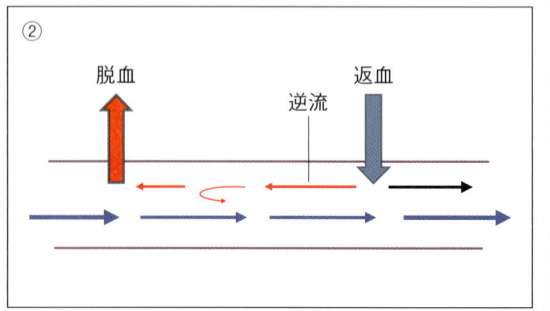

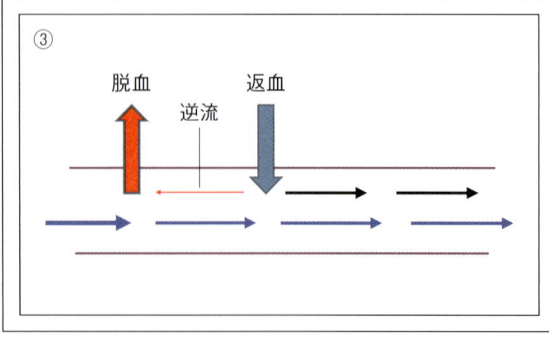

図 40 再循環
①返血側の中枢の狭窄.
②シャント血流が少ない場合.
③脱血：返血が近い場合.

5. 狭窄の病態と症状

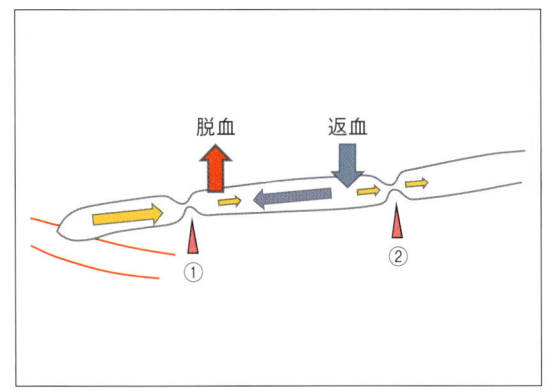

図41 もっとも再循環を呈しやすい例

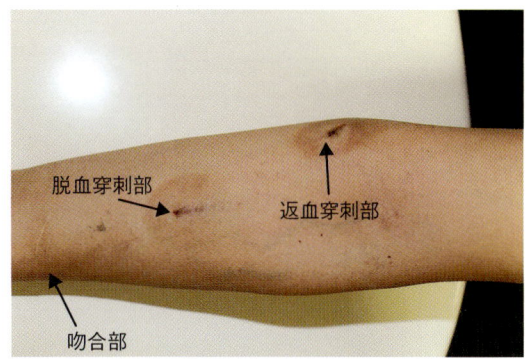

図42 症例1の前腕の写真

ため，返血静脈の逆流は起こりにくく，再循環率は高くならない．また，両者の距離があれば，やはり再循環は呈しにくい．

エコーでは，再循環率を測定することはできない．再循環の精査の依頼を受けた場合は，上記の原則を念頭におき検査する．何例か症例をみてみよう．

症例1

PTA後の定期検査で来院．脱血不良，静脈圧上昇はみられない．6カ月前に施行したPTAの定期検査で受診した．

(1) 理学所見

①視診

前腕末梢に吻合部を有するシャント．脱血部は前腕中央部で，肘窩に返血している（**図42**）．脱血穿刺部と返血穿刺部の距離は10 cm程度であった．

②触診

指1本で触診すると，吻合部は拍動であり，そのすぐ中枢にスリルを触知した．吻合部近傍の狭窄が疑われた．また，脱血穿刺部を圧迫するとスリルが消失したため，吻合部と脱血穿刺部の間に側副静脈がないことがわかる．

(2) 仮説

吻合部近傍の狭窄のため，シャント血流は少ない印象であるが，脱血不良は生じていない．その

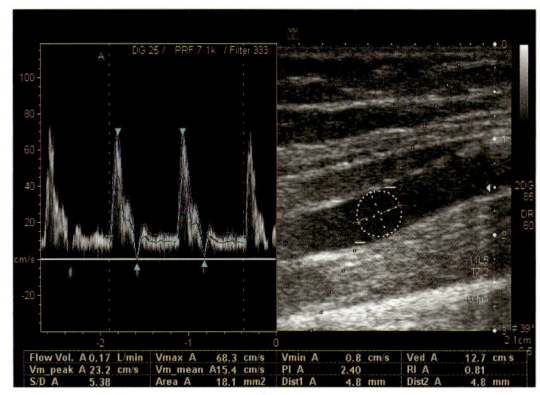

図43 症例1のパルスドプラ

ため経過観察が可能と判断した．

(3) 超音波検査

①機能評価

上腕動脈血流量：170 mL/min，RI：0.81（**図43**）．

②形態評価

橈骨動脈には狭窄を認めなかった．吻合部のすぐ中枢から約5 cmにわたって有意狭窄病変を認める．脱血穿刺部には狭窄を認めなかった（**図44**）．

(4) 診断

理学所見および超音波所見からシャント吻合部近傍の狭窄による血流低下がある．脱血不良はないが，再循環が強く疑われた．

(5) 解説

本症例は，特に問題なく透析が行えており，

59

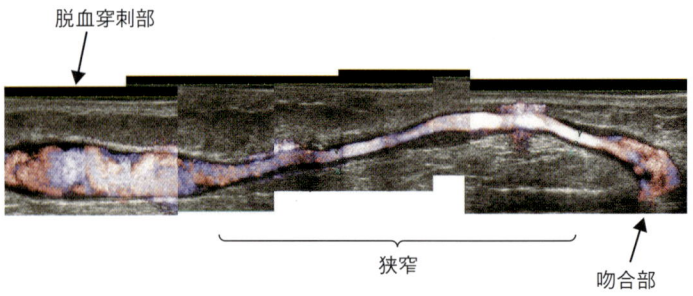

図44 症例1の吻合部近傍の静脈

PTA後のフォローアップを目的に受診した．エコーでは，上腕動脈血流量が170 mL/minと少ない状態であり，脱血不良をきたしてもおかしくない．この状態で脱血不良がない場合は，再循環を強く疑う必要がある．脱血部では穿刺針は中枢を向いており，再循環を呈しやすい病態である．

実際に再循環があっても，かならずしも再循環の精査が依頼されるとはかぎらない．脱血も返血も問題なく行えているため，透析スタッフは再循環を念頭においていない可能性もある．検者は，単に検査を行うだけでなく，再循環の可能性について記載したレポートを提出することが望ましい．

(6)本症例の超音波検査のポイント

上腕動脈血流量が少ないのにもかかわらず，脱血不良を呈していない場合は，再循環の可能性を考えエコーを行う必要がある．

症例2

依頼目的は脱血不良，再循環の精査．時々脱血不良を呈する．透析中に再循環率を測定したところ，33％と高度の再循環率を認めたため，精査目的で受診となった．

(1)理学所見
①視診

前腕末梢に吻合部を有するAVF．肘の尺側で脱血，橈側で返血している．穿刺部を含めて静脈の発育が不良であり，血管走行は不明であった．

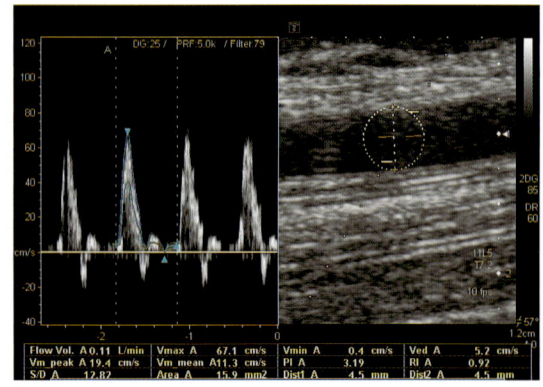

図45 症例2のパルスドプラ
パルスドプラでは，拡張期の流速が遅く，一部逆流成分も認める．上腕動脈血流量は110 mL/min，RIは0.92と高値であり，高度のシャント機能低下症例である．

②触診

吻合部でシャントスリルはほとんどない．
③聴診

シャント音は微弱．

(2)仮説

血流低下による再循環．ただし，血液がどのように流れて再循環を呈しているかは不明．

(3)超音波検査
①機能評価

上腕動脈血流量：110 mL/min，RI：0.92（図45）．

②形態評価

動脈に有意な狭窄は認めなかった．吻合部のすぐ中枢で2分岐しており再度合流．合流後2横指では閉塞している（図46）．その中枢には静脈があり，肘正中皮静脈に通じている．

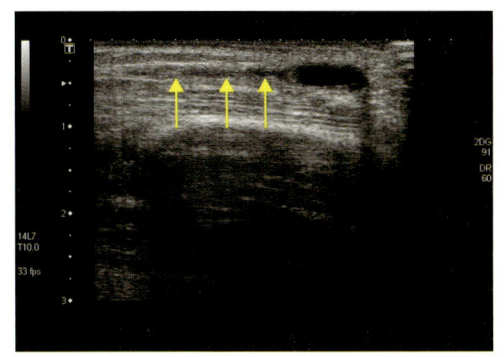

図46 症例2の前腕のシャント静脈
シャント本幹は閉塞している（矢印）．

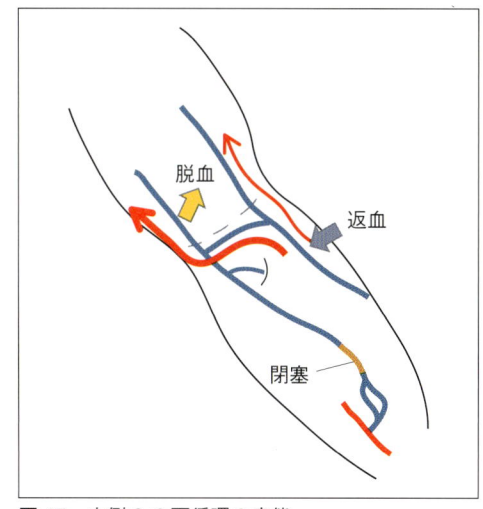

図47 症例2の再循環の病態

橈側に自己静脈（シャント血流は流れていない）があり，肘部で肘正中皮静脈への分岐を認めた．上腕橈側皮静脈は全体的に細い．

(4)診断

シャント血流量の絶対的不足による再循環．

(5)解説

本症例は，上腕動脈血流量が110 mL/minと非常に少ない．200 mL/minの脱血量が取れず，150 mL/minに下げて透析を行っていた．**図47**で示すように，脱血穿刺部にシャント血はほとんど流入していない．一部は深部静脈から脱血している．ただ，それだけでは150 mL/minの脱血は不可能である．返血した血流の多くが図47のように脱血穿刺部に流入して，それを再度脱血するため，高度の再循環を呈していたと考えられる．本症例は，前腕中央でシャントを再建した．術後は前腕橈側皮静脈で脱血が行えるようになり，再循環はほぼ消失した．

(6)本症例の超音波検査のポイント

スリル・シャント音から，血流が非常に少ないシャントであることはわかる．脱血部と返血部の位置関係から，どのような構造になっていれば再循環を呈するかを考えて精査することが重要である．

症例3

依頼目的は再循環の精査であり，脱血不良はない．透析歴12年で，透析導入時に作製したAVFを使用している．

(1)理学所見

①視診

左前腕末梢部にシャント吻合部を有する．前腕部で静脈が2本に分岐しており，それぞれで脱血と返血を行っている．側副静脈が手背に逆流し，手背を介して尺側皮静脈に流入している．

②触診

吻合部に軽度の石灰化を認める．静脈は全体的に硬く，弾力がある．上腕橈側皮静脈は索状となっており，閉塞している可能性がある．

(2)仮説

上腕部で閉塞しており，2本の血管はループしている．そのため，返血の静脈の一部が脱血側に流入して，再循環を呈している．

(3)超音波検査

①機能評価

上腕動脈血流量：420 mL/min，RI：0.69（**図48**）．

②形態評価

シャントは吻合部のすぐ中枢で2分岐しているが，肘窩で再度合流している（**図49**）．さらに，上腕橈側皮静脈の中枢が閉塞している．シャント

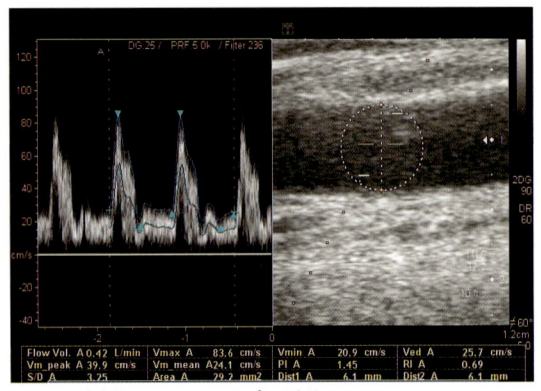

図48 症例3のパルスドプラ所見
上腕動脈血流量は420 mL/min，RIは0.69と軽度のシャント機能低下がみられる．

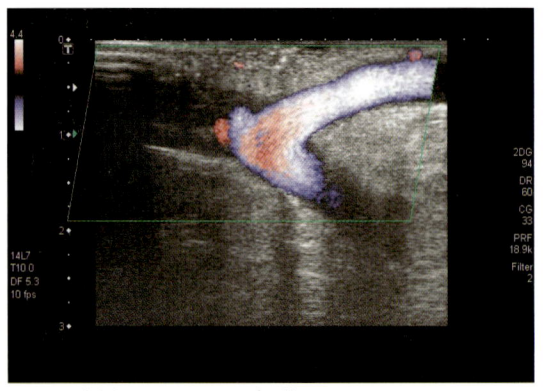

図49 症例3のカラードプラ像

血流は，いったん末梢に逆流し，手背を介して尺側に流入していた．

(4) 解説

本症例は，異なった2つの静脈に穿刺していたが，再循環を生じていた．理学所見とエコーで，**図50**のような構造と血流があることが判明した．返血した血流は，いったん中枢に流れるが，上腕橈側皮静脈が閉塞しているため，ループを介して脱血穿刺部に流入する．そのために再循環を呈したものと考えられる．

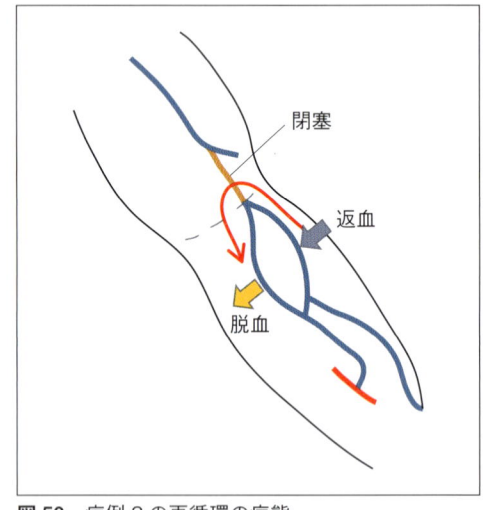

図50 症例3の再循環の病態

> ### ◆再循環症例のポイント
> 1. 再循環を呈するパターンは，①絶対的な血流不足，②返血中枢の狭窄（閉塞），③脱血と返血の距離が近い場合である．
> 2. ①，②，③単独では再循環を生じにくいが，2つ以上が重なると再循環率が高くなる．
> 3. 再循環精査の依頼がない場合でも，血流低下や返血中枢の狭窄（閉塞）があり，再循環が疑われる場合は，そのことをレポートに記載しておく．
> 4. シャントのシェーマを書くことで，再循環の機序を予測することが可能となる．

6 グラフトの基礎知識とエコー

　自己血管を用いた内シャントをAVF（arteriovenous fistula）というのに対し，人工血管（グラフト）を用いた内シャントをAVG（arteriovenous graft）と呼んでいる．日本透析医学会の統計調査によると，AVGで透析を行っている患者は，全体の7.1%である．これは，諸外国と比べても圧倒的に少ない割合であり，アメリカでは実に30%の患者がグラフトで透析を行っている．その背景にはさまざまな理由がある．第1にアメリカでは，透析を腎移植までの橋渡しとして考えていること．第2にAVGのほうがAVFよりも穿刺が容易であること．第3にAVF作製後の発育不良の問題が影響していることが挙げられる．しかし，AVGはAVFに比べて開存率が低く，また感染症などの合併症も多いため，医療費高騰の原因となっており，アメリカでもAVFを第一選択にするという考え方が広まってきている．一方わが国では，高齢化，糖尿病腎症の増加によるAVF作製困難例が増加しており，また長期透析患者の増加とともに，AVGの割合が増加している．

グラフトの種類と特徴

　グラフトの精査を依頼された場合は，まずグラフトの素材を確認する必要がある．現在AVGとして使用可能なグラフトは，材質別に3種類に分類される．

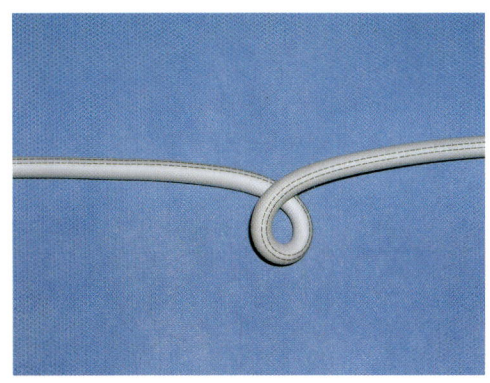

図1　ePTFEグラフト

1) ePTFEグラフト（図1）

　expanded-polytetrafluoroethylene（ePTFE）グラフトは1970年代から使用されており，現在もっとも多く使用されている．テフロンを伸展加工したもので多孔性がある（図2）．しなやかで抗血栓性があり，耐久性にすぐれている．また，頻回の穿刺に耐えられるため，20年以上の使用も可能である．欠点は，早期穿刺ができないことである．穿刺部位に穴が開くため，グラフト移植後2～3週間して周囲との癒着が完成して，初めて穿刺が可能となる．また，グラフトから血清が漏出して，血清腫を形成することがある．術後2～3週間は，強い浮腫が生じることも欠点である．血管径としては，5 mm，6 mmのものが使用される．また，動脈側約5 cmが4 mmでその他が6 mmとなったテーパードグラフトが使用されることもある．

2) ポリウレタン製グラフト（図3）

　polyurethane（PU）製グラフトは，1990年代

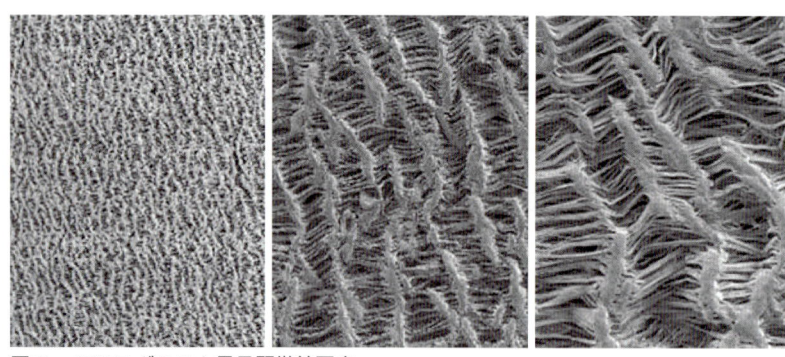

図2 ePTFEグラフト電子顕微鏡写真
左から，×100，×500，×1000．

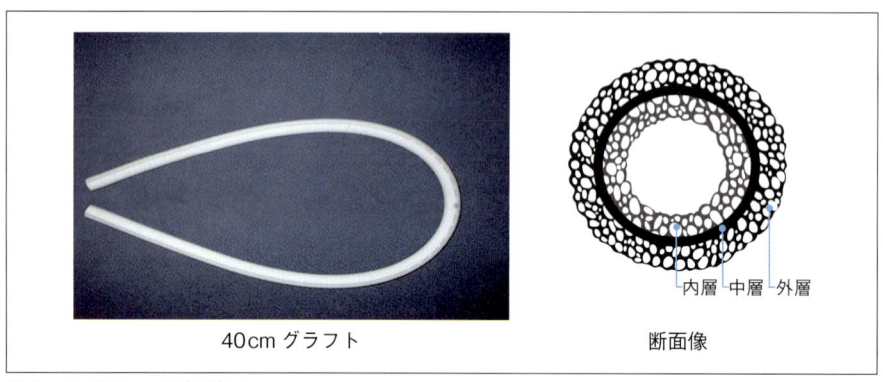

図3 ポリウレタン製グラフト

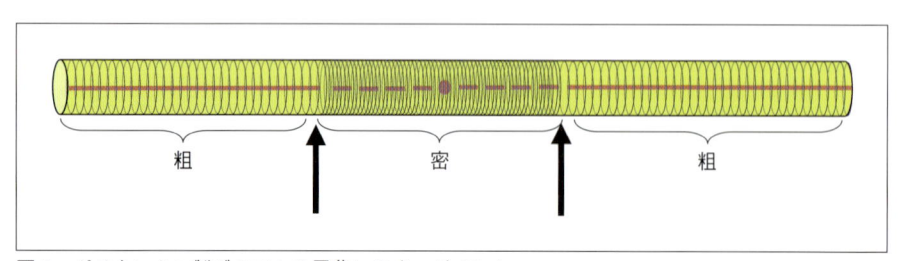

図4 ポリウレタン製グラフトの屈曲しやすいポイント
補強リングが粗の部分と密の部分の境目がもっとも屈曲しやすいポイントになる（矢印）．緻密部位の中央がループの中央に位置するようにデザインを決める必要がある．

から使用されている．現在市販されているものは，商品名をソラテック®グラフトという．これは3層構造になっており，中間層に止血効果の高い素材を用いているため，穿刺針の穴が自然と塞がる．そのため，手術24時間後から穿刺が可能となる．ePTFEグラフトでは穿刺できるまでカテーテルでの透析が必要となるため，翌日から穿刺できる利点は大きい．欠点は，やや硬くハンドリングが難しいことである．また，ePTFEグラフトと比べると屈曲しやすい．ループ状に移植する場合は，屈曲しにくい緻密層をループの位置に持ってくるなどの工夫が必要になる（**図4**）．また，肘を越えて移植する場合は，ePTFEとコンポジットグラフトを作製して，肘部はePTFE，穿刺部にポリウレタン製グラフトを移植する必要がある．血管径は5mmと6mmのものがあり，症例に応じて使い分ける．

6. グラフトの基礎知識とエコー

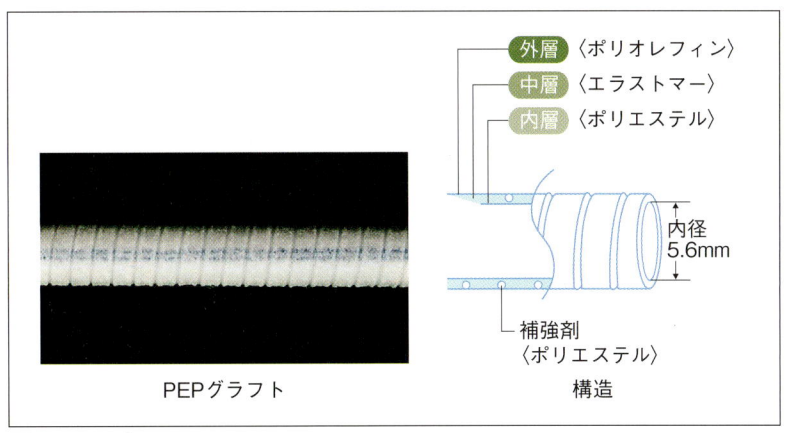

図5 PEPグラフト

3）PEPグラフト（図5）

第3はpolyolefin-elastomer-polyester（PEP）グラフトで，商品名はグラシル®という．2006年から使用されるようになった比較的新しいグラフトである．このグラフトもソラテック®と同様3層構造を有しており，手術24時間後から穿刺可能である．ソラテック®と比べると屈曲しにくく，肘を越える場合でも使用が可能となる．血管径は5.6 mmの1種類のみである．

4）どのグラフトを選択するか

前述したように，3種類のグラフトにはそれぞれ長所と短所がある．PUとPEPはセルフシーリングタイプのグラフトに分類されており，早期穿刺が可能である．まず，早期穿刺が必要な状態か否かで移植するグラフトを決定する．早期穿刺が必要であれば，PUかPEPを用いる．早期穿刺が必要でない場合はePTFEを移植することが可能である．

PUは屈曲に弱い．特に肘関節を越えるように移植すると，肘を屈曲した時にグラフトも屈曲して閉塞する危険がある．そのため，従来PUで肘関節を越えて移植する時は，関節部だけをePTFEとするようなコンポジットグラフトを作製していた．PEPはPUと比べると屈曲しにくく，肘関節を越えるように移植することができ，

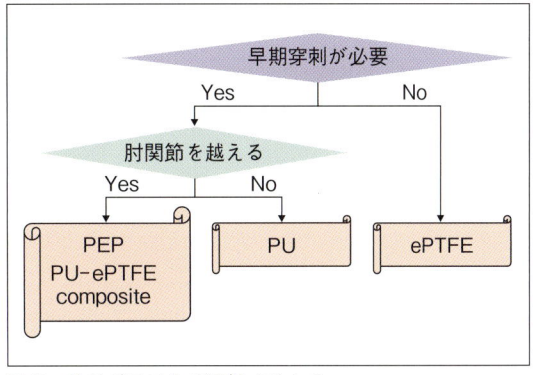

図6 どのグラフトを選択するか？

コンポジットグラフトを作製する必要はない．

図6に筆者のグラフト選択のフローチャートを示した．術者の好みもあり，この選択基準はあくまでも個人的なものであるが，参考にはなると思う．

エコーでは，この3種類のグラフトで内腔の見え方が異なる．ePTFEグラフトとPEPは内腔を良好に観察することが可能であるが（図7），PUグラフトは内腔の観察ができない．壁構造と素材の問題と考える．ただ，穿刺部では壁構造が一部消失して良好に観察することが可能となる（図8）．また，移植後6カ月以上時間を経たPUグラフトはある程度観察可能となる．超音波検査を行う前に素材を確認しておくことは重要であるが，素材がわからない場合でも，超音波検査で種類を特定することができる．

65

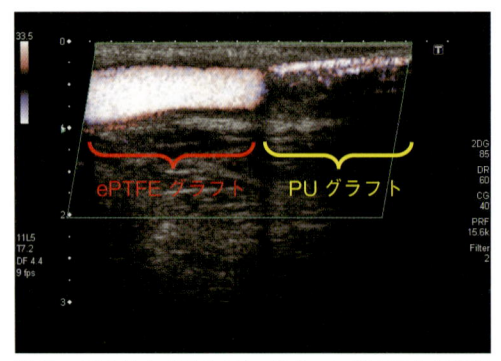

図7 ePTFEとPUのコンポジットグラフトの超音波所見
　ePTFEグラフトは内腔の観察ができるが，PUグラフトは観察が不可能.

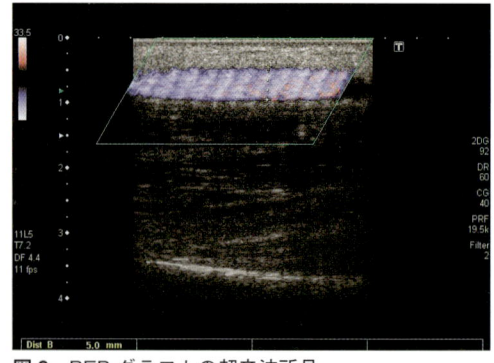

図8 PEPグラフトの超音波所見
　PEPグラフトはエコーで内腔を観察することが可能である.

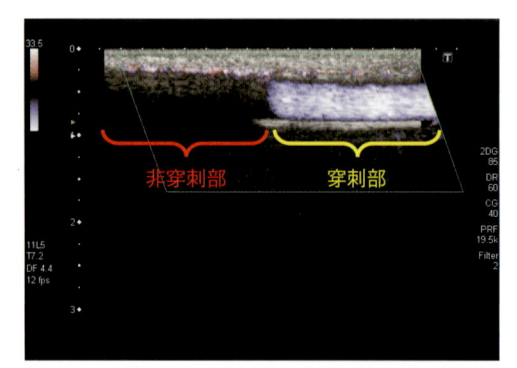

図9 PUグラフトの穿刺部と非穿刺部の超音波所見
　PUグラフトでも，穿刺部は内腔の観察が可能となる．非穿刺部も，6カ月以上経過するとある程度観察することが可能となる．

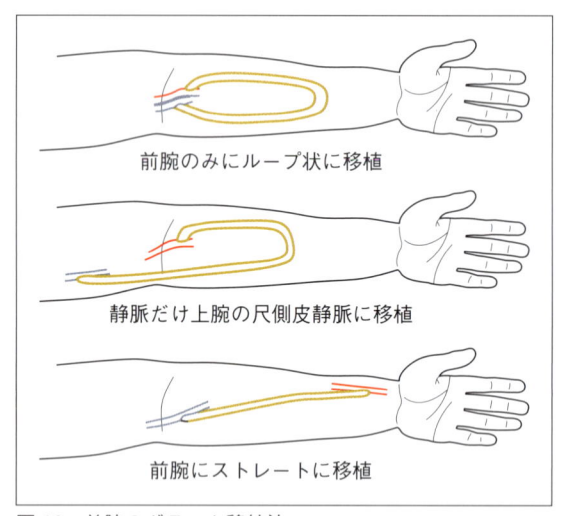

図10 前腕のグラフト移植法

グラフト移植の適応

　AVGはAVFと比べると開存性が低く，感染症などの合併症も多い．また，手術に侵襲を伴うことから，AVF作製が困難な症例に限って作製することが推奨されている．AVGを作製する場合でも，なるべく末梢の動・静脈を使用する必要がある．吻合に必要な動脈径は約2.0 mm以上，静脈は駆血して2.5～3.0 mm以上が望ましい．すでにシャントが作製されており，橈骨動脈が拡張していればストレートグラフトが可能であるが，多くの場合は前腕ループグラフトが選択される（**図10**）．

　動脈には，橈骨動脈の起始部もしくは上腕動脈を使用する．静脈としては，肘窩では，①前腕の肘正中皮静脈，②橈側皮静脈，③上腕静脈のいずれかを使用する．肘窩に良好な静脈がない場合は，上腕尺側皮静脈に吻合することが多い．VAの作製前の血管評価を依頼された場合，まずAVF作製が可能か否かを精査する．AVF作製が困難な場合は，上記の静脈をすべて精査して，吻合可能な静脈を指摘することが重要となる．

　すでに前腕にAVGが作製されている場合は，上腕での作製を検討する（**図11**）．この場合も，なるべく末梢の静脈に吻合することが推奨される．上腕尺側皮静脈に吻合することが多いが，こ

6. グラフトの基礎知識とエコー

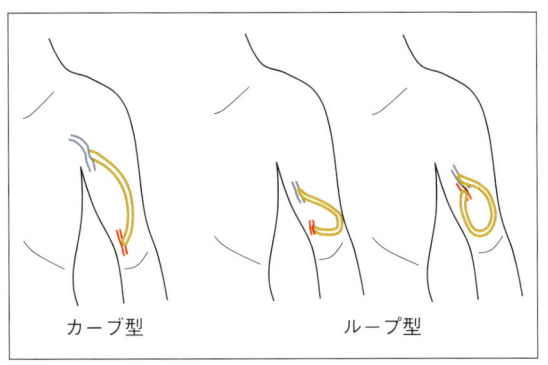

図11 上腕のグラフト移植法
カーブ型　　　ループ型

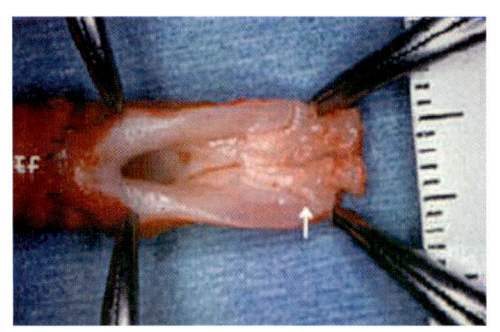

図12 内膜肥厚

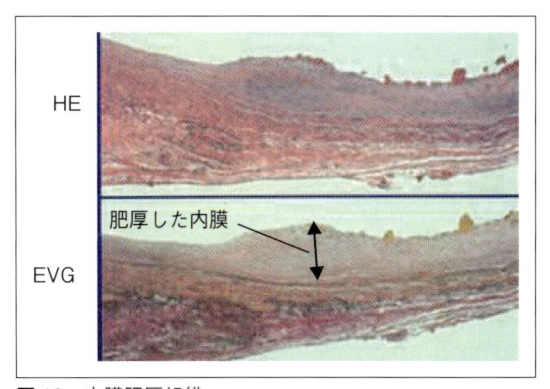

図13 内膜肥厚組織
HE：ヘマトキシリン・エオジン染色，EVG：エラスチカ・ワンギーソン染色．

の静脈が細い場合は，上腕静脈を選択する．また，すでに上腕中央部までの静脈が使用されている場合は，腋窩静脈まで精査する．

　グラフトは，動・静脈間のバイパスとして移植されることが多いが，AVFの静脈の一部をグラフトで置換する方法もある．静脈間のグラフトバイパスは，静脈狭窄，静脈瘤，静脈高血圧症でしばしば行われる．

流出路静脈狭窄

　AVFと比べるとAVGは閉塞の危険が高いが，その最大の原因は流出路静脈狭窄である．狭窄の原因は完全には解明されていないが，グラフトと静脈とのコンプライアンスミスマッチ（硬さの相違）や，過剰な血流による吻合部の乱流形成により生じた内膜肥厚が一因と考えられている（図12，13）．AVFでも吻合部近傍や分岐部，静脈弁の部位には乱流が生じ，内膜肥厚を形成するが，それと同様な現象が起こっているものと推察できる．一方，内膜肥厚を伴わない血管収縮型の狭窄もしばしばみられる．この現象も乱流が原因と考えられているが，詳細な機序については不明である．

穿刺困難

　しばしば穿刺困難の原因精査の依頼を受ける．

穿刺困難には2つの原因がある．第1は内腔の狭窄である．同じ部位を穿刺していると，グラフトの仮性内膜が肥厚し内腔が狭くなるが，自己血管と異なり，内腔の狭窄があっても触診ではわかりにくい．第2は壁硬化である．特に石灰化を呈すると，穿刺すること自体が難しくなる．ある程度穿刺している部位は，人工血管組織が破壊されて自己組織がそこに入りこむため，石灰化を生じても軽度のことが多いが，穿刺せずに温存している部位に石灰化を呈しやすい．

グラフトの理学所見

　まず，視診と手術所見と前回の超音波検査所見から，グラフトの移植部位と，吻合血管，血流を確認する．グラフトの移植部位としては，前腕の

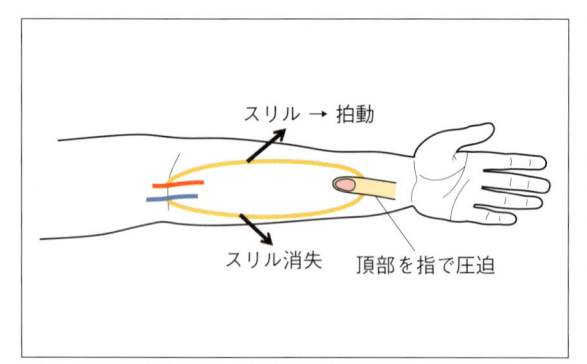

図14 ループグラフトの頂部で圧迫

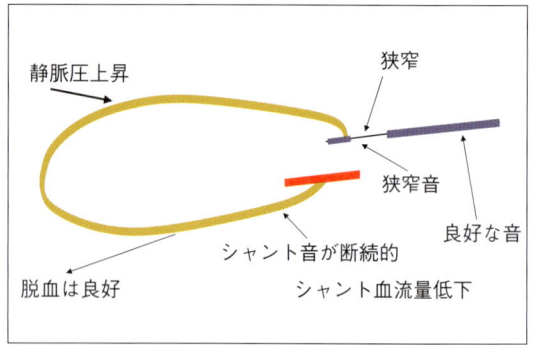

図15 流出路静脈狭窄の症状

ループグラフトがもっとも多いが，前腕のストレートグラフト，上腕カーブ型のグラフトも比較的みられる．ループグラフトの場合は，時計まわりなのか，反時計まわりなのかは，視診や触診，聴診のみではわからない．患者に尋ねることも可能であるが，かならずしも正確な情報とは限らない．グラフトを圧迫して，スリルから拍動に変化するのが動脈側で，スリルが消失するほうが静脈側になる（**図14**）．これは有用な方法であり，覚えておくとよい．

AVFと比べてAVGはスリルが弱いため，シャント音の聴取が重要となる．静脈吻合部では，狭窄があっても良好なシャント音を聴取する．むしろ，動脈側のシャント音が重要となる．流出路静脈の狭窄が進行すると，断続的なシャント音となる（**図15**）．動脈吻合部から順にグラフトに沿って聴診し，最後に静脈吻合部のシャント音をチェックするとよい．

AVGの超音波検査

1）血流量測定

AVGでもAVFと同様，血流量を測定することから始める．血流量はAVFと同様，上腕動脈で測定するが，グラフトの荒廃が少なく，直線部分が多い場合はグラフトで測定してもよい．グラフトと比べて上腕動脈のほうが80 mL/min程度多く測定されることが多いが，これは末梢血流分

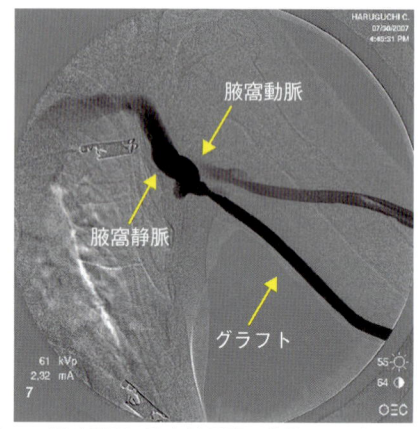

図16 腋窩動脈-腋窩静脈間に移植したグラフト

と考えれば理に適っている．AVFでは上腕動脈で血流量を測定することが一般的であり，AVGでも上腕動脈で測定するほうが統一性という意味ではよいかもしれない．

上腕動脈で測定する場合，グラフト吻合部の中枢で測定しなければならない．腋窩動脈に吻合された症例では，上腕動脈血流量はグラフトの血流量とはまったく異なる（**図16**）．このような症例では，グラフトで測定しなければならない．グラフトで測定した場合は，RIはほとんど参考にならないが，それは血流量が低下するとPSVも同時に低下し，同じ波形を保ったまま流速が低下するからである．

2）形態観察

動脈吻合部から観察を始め，グラフトに沿っ

6. グラフトの基礎知識とエコー

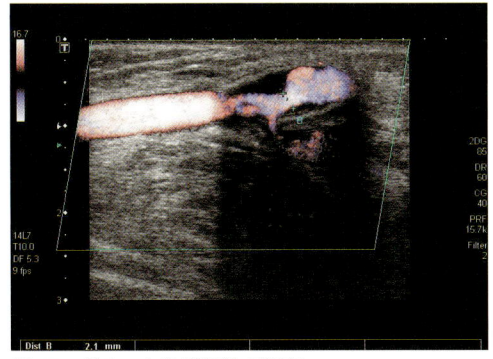

図17 グラフト動脈近傍の狭窄

て，横断面，縦断面をみながら，少しずつ静脈吻合部に走査を進める．しばしば動脈吻合部のグラフト側の1cm程度に狭窄を認める（図17）．ループグラフトでは，プローブを外側から真横になるように当てることで，動脈，吻合部，グラフトの3者を同時に描出することが可能となる（図18）．グラフトの穿刺部に仮性瘤を認めた場合は，瘤のサイズ，皮膚からの距離，グラフト内血栓を観察する．また，瘤の周囲の皮下組織もよく観察しておく．感染を契機に瘤を形成したものは，皮下組織に低エコー領域を認めることが多く，早急な外科手術が必要になるからである．グラフト内狭窄はおもに穿刺部に生じるため，穿刺部はとくに入念に観察することが必要になる．とくに穿刺困難がある症例では，壁の石灰化や肥厚，硬化，屈曲などの有無を観察する（図19〜21）．

図22は，穿刺ミスによりグラフト（PEP）後壁に血腫を形成し，それによりグラフトが圧排されて狭窄を呈している．視診や触診では診断することが困難であり，グラフトでは，エコーによる形態観察が威力を発揮する．

グラフト静脈吻合部は，もっとも狭窄をきたしやすい部位であり，この部位には狭窄があるものと考えて走査する．グラフトと静脈の吻合が180度に近い場合は，縦断面で簡単に描出することが可能である．多くは静脈に対して端側吻合されており，静脈の中枢側と末梢側を同時に描出することができる．Bモードで形態を確認した後に，カラードプラにて血流の状態を観察する．通常は中枢の静脈に多くの血液が流入しているが，症例によっては，末梢に逆流する血液が多い場合がある（静脈高血圧症の項を参照）．狭窄は吻合部そのもののこともあるが，グラフト内（図23）や流出路静脈の長い範囲で狭窄を呈することもある（図24）．腋窩近くに狭窄が存在する場合もあり，可能なかぎり中枢側まで静脈を追うことが重要である．

AVGの管理

1）静脈圧の変化

AVGは，静脈吻合部の狭窄により突然閉塞す

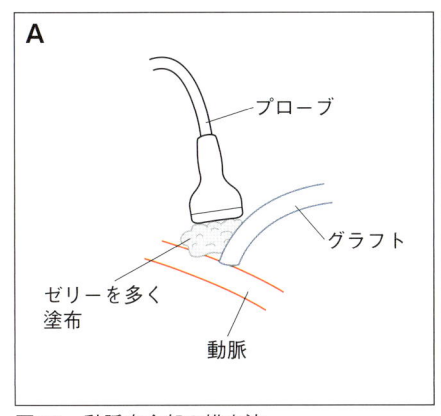

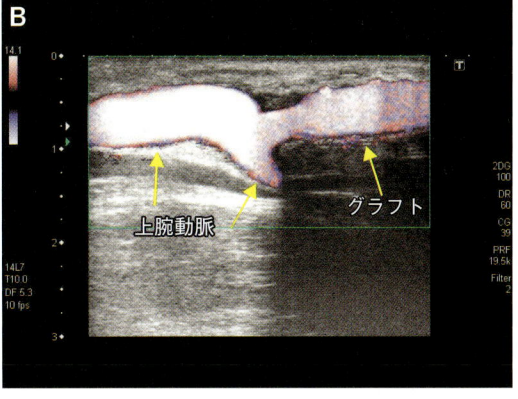

図18 動脈吻合部の描出法
　Aのようにプローブを皮膚に平行にあて，動脈とグラフトの両者を抽出する（B）．

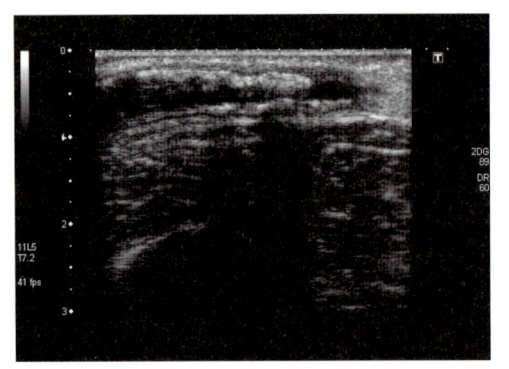

図19 グラフト壁の石灰化

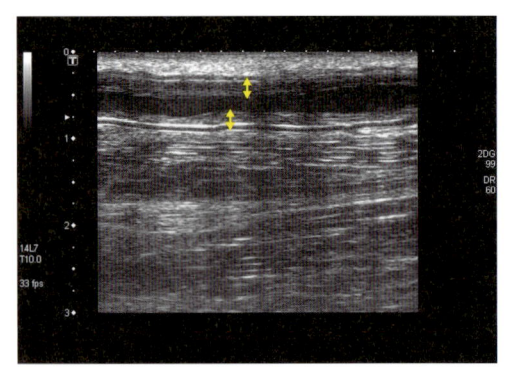

図20 グラフト内の仮性内膜
グラフト内に仮性内膜肥厚がみられる（矢印）.

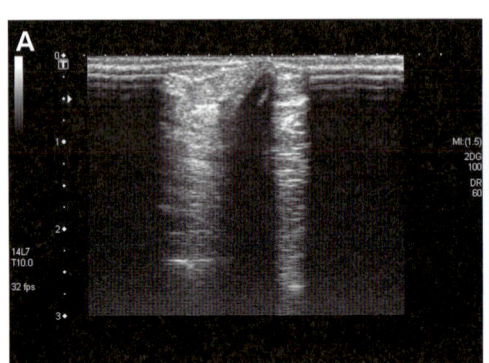

図21 屈曲したグラフト
A：短軸．B：長軸．

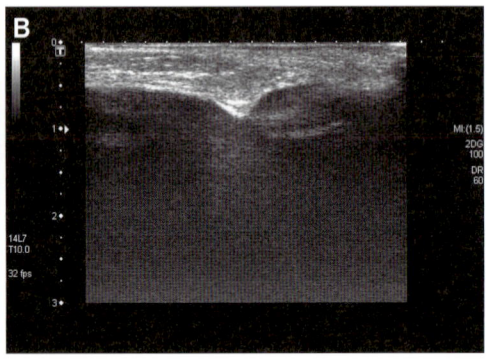

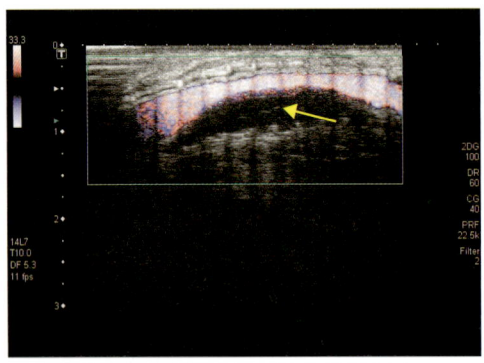

図22 グラフト後壁の血腫（PEP グラフト）
穿刺ミスによって形成された血腫でグラフトが圧排されている（矢印）.

流出路静脈　グラフト

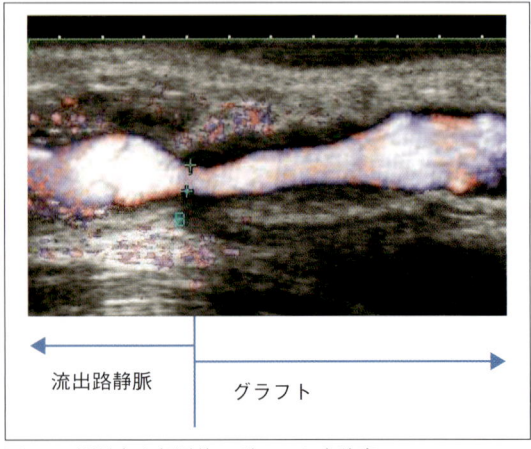

図23 静脈吻合部近傍のグラフト内狭窄

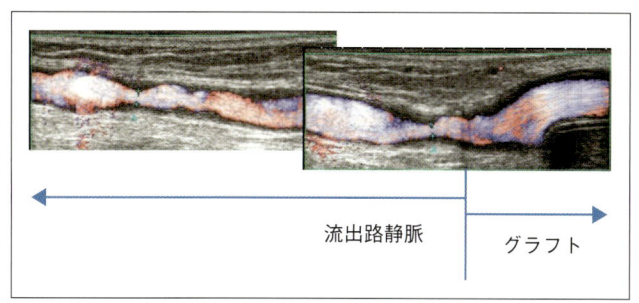

図24 長い距離にわたる流出路静脈狭窄

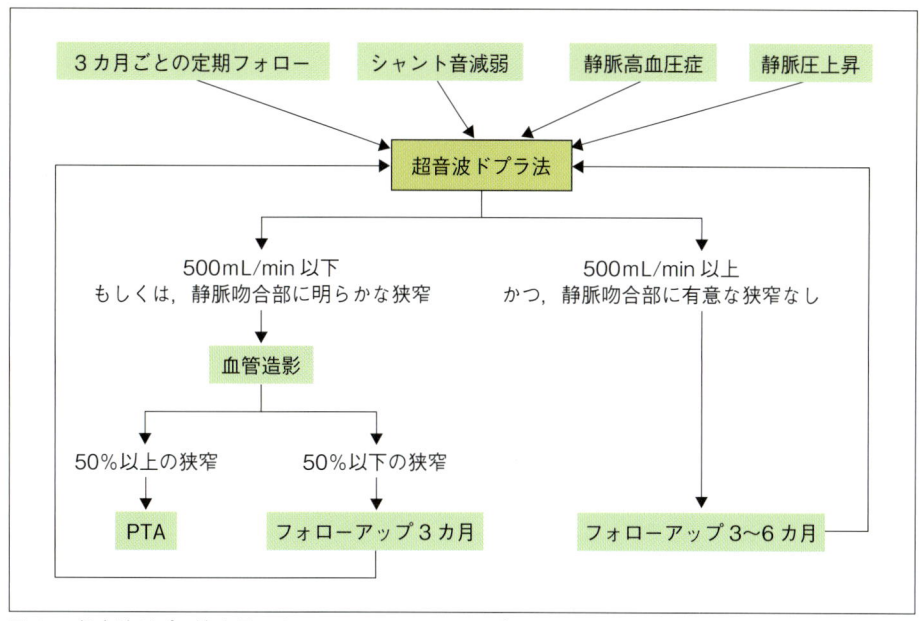

図25 超音波ドプラ法を用いた AVG のフォローアップ

ることが多いため定期的な超音波検査を行い，閉塞前に PTA を施行することが推奨されている．定期受診の場合は，透析中の静脈圧をチェックしておく．流出路静脈の狭窄が進行すると，静脈圧が上昇するからである．静脈圧は前述したように，返血静脈の中枢の狭窄やシャント血流量に依存する．また，患者の体位や脱血量にも影響される．返血穿刺針が細いほど静脈圧は高い．そのため，静脈圧の絶対値では判断することはできない．ただ，一応の目安として，脱血量 200 mL/min で 17G の穿刺針を使用している場合，静脈圧が 200 mmHg を超えたら流出路静脈の有意狭窄を疑う．同一患者では脱血量や穿刺針のサイズは一定しているため，むしろ静脈圧の変化に注目しておくのがよい．次第に静脈圧が上昇した場合は，狭窄が進行していると考える．

2）血流量

AVG では，血流量と閉塞に密接な関係があり，血流量をモニターすることが重要となる．AVG の血流量が 500 mL/min 以下になった場合や，前回検査から 25％以上の血流低下がある場合は，狭窄の進行を考え，血管造影を行う．そこで 50％以上の狭窄を認めたら，PTA を施行するのがよい（**図 25**）．

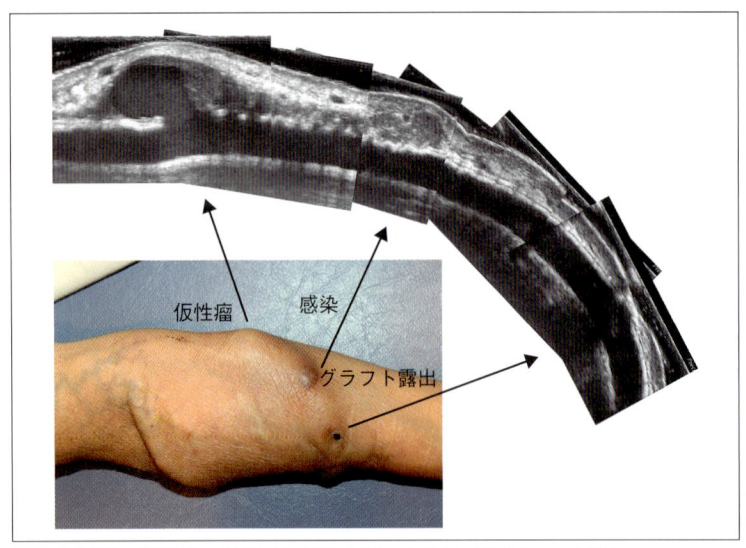

図26 感染，仮性瘤，グラフト露出を伴ったグラフトのエコー所見
　前腕に人工血管がループ状に移植されている（左が中枢）．グラフトの露出（痂皮化している），穿刺部感染，仮性瘤がみられる．

3）感染，穿刺困難，血清腫，仮性瘤

　図26は，グラフトに感染，仮性瘤，グラフト露出がみられたものである．このように，AVGはAVFと比べると感染や仮性瘤の危険が高く，感染には特に気を付ける必要がある．

　グラフト長期使用例の血管造影所見を提示する（**図27**）．瘤，石灰化，グラフト内狭窄，流出路静脈狭窄がみられる．長期に使用するとこのようなグラフトの変化が生じるため，エコーでも詳細に観察する必要がある．

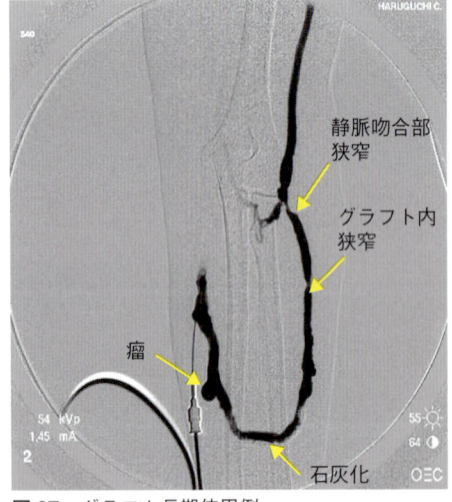

図27 グラフト長期使用例

7 さまざまな合併症

■血栓

　血栓は，狭窄とともにVAエコーでよく遭遇する病変である．シャント血管の本幹に血栓が生じると，シャントが閉塞して，シャント血管を穿刺して透析を行うことができなくなる．このように血栓が原因となって閉塞をきたす病態を「血栓性閉塞」と呼ぶ．

　血栓が生じてからの期間にもよるが，血栓は高エコーの不均一な像を呈する（**図1**）．しかし，血管内に高エコー領域が認められても，かならずしも血栓とはかぎらない．シャント血流がよどむと，血管全体が高エコーとなる．**図2**も高エコーであるが，均一な像を呈している．両者はプローブで血管を圧迫することで鑑別ができる．硬い血栓はプローブで圧迫しても血管はやや楕円状になるだけで，完全には扁平化しない（**図3**）．しか

し，血流がよどんでいる場合は，血管を圧迫すると容易に扁平化する（**図4**）．血栓形成から間もないものでは，長軸で，プローブで圧迫すると血栓が動くことがある．血栓か否かを調べるには，プローブによる圧迫が有効である．

　血栓は，狭窄と同様，どのような臨床症状を呈するかが重要となる．血栓性閉塞は，早期に治療が必要となるが，血栓が血管全体に存在しない場合（壁在血栓など）や，血栓が生じても側副静脈に血流が逃げて問題なく透析が行える場合も少なくない．このような血栓は，かならずしも治療の対象になるわけではない．

　臨床的な側面から血栓を以下のように3種類に分けるとよい．
　①血栓性閉塞
　②血管内部分血栓（これには壁在血栓（**図5**）と浮遊血栓（**図6**）がある）

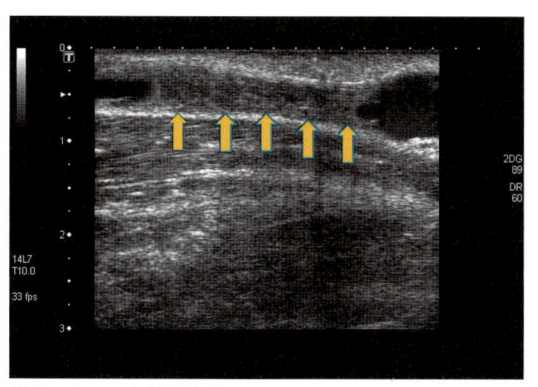

図1　シャント静脈血栓
　血管内に，内部やや高エコーで不均一な像を認める．

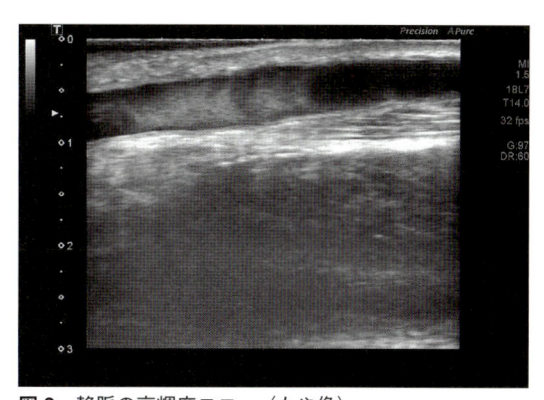

図2　静脈の高輝度エコー（もや像）
　静脈内に高輝度のエコーがみられる．これは血栓ではなく，血流が極端に低下した時にみられるもや像である．

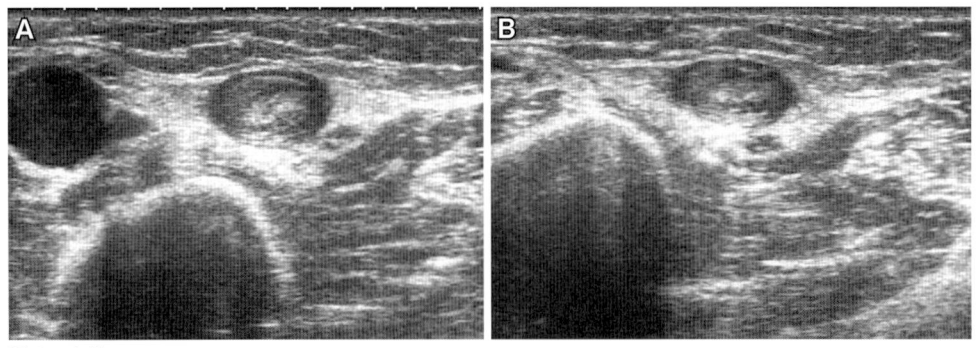

図3 血栓
A：プローブで圧迫する前は，左側の静脈は円形となっている．
B：プローブで圧迫した後，左側の静脈は圧迫でつぶれるが中央の血栓化静脈の変化はない．

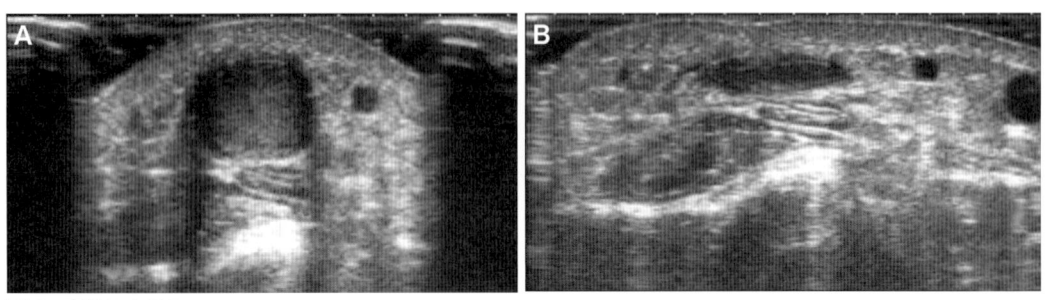

図4 血液のよどみ
A：静脈は比較的高輝度であるが均一．
B：圧迫で血管が扁平化する．

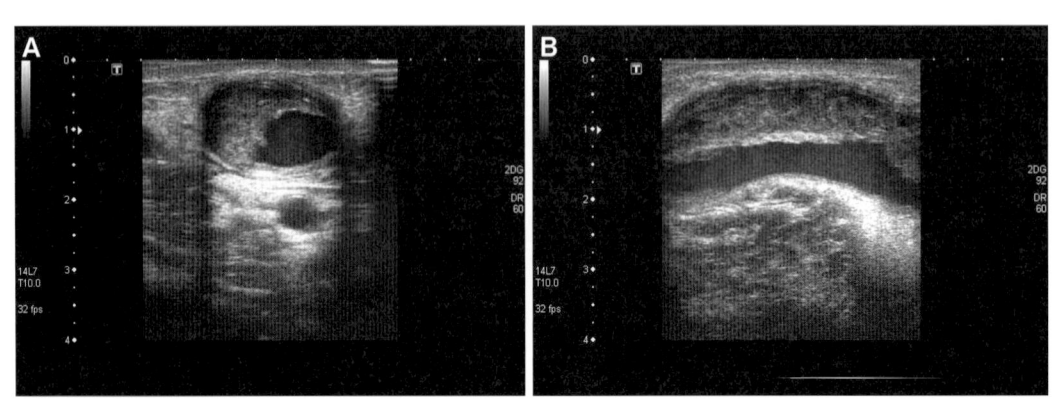

図5 壁在血栓
A：短軸像．血管の上左部分に壁在血栓を認める．
B：長軸像．前壁に壁在血栓を認めるが，血管内腔は保たれている．

③血管分岐後の血栓

血栓をこの3つのタイプに分類して症例をみていく．

1) 血栓性閉塞

血栓性閉塞は，おもに吻合部のすぐ中枢から血栓が形成され，シャントフローがまったく消失するものである（**図7**）．シャント音はなく，スリルも触知しない．血栓が多い場合には血栓性静

7. さまざまな合併症

脈炎を呈する（**図8**）．シャントの皮膚が発赤し，圧痛があるため，感染との鑑別が必要になる．

症例

(1)主訴

前腕の橈骨動脈と橈側皮静脈のシャントで，来院前日の透析日にシャントが閉塞したことに気づいて当院に紹介された．

(2)理学所見

スリルは触れず，シャント音も消失していた．

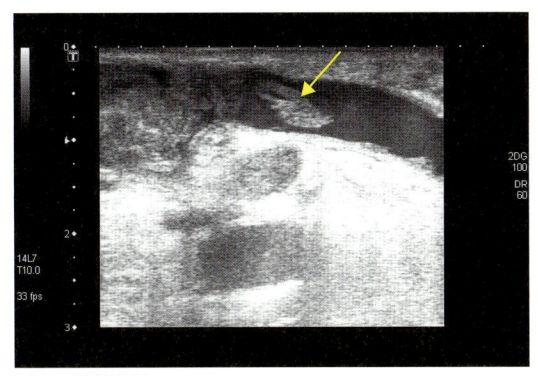

図6 浮遊血栓
浮遊した血栓（矢印）を認める．

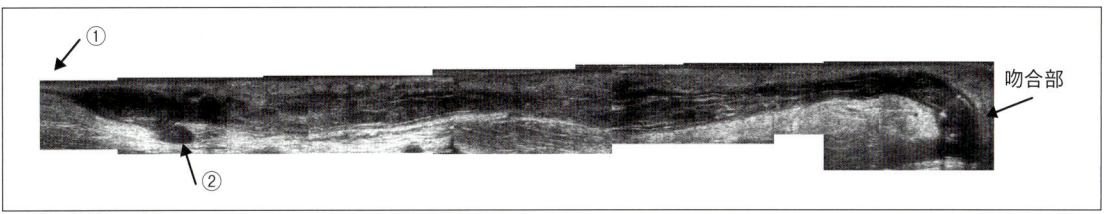

図7 血栓性閉塞症例
シャント吻合部の静脈から，高輝度のエコーを認める．肘窩部まで血栓を形成している．肘部で表在静脈が非血栓性閉塞をきたしており（矢印①），元々深部静脈に流入していたものと考えられる．深部静脈交通枝（矢印②）の狭窄によって，前腕全域に血栓を生じた．

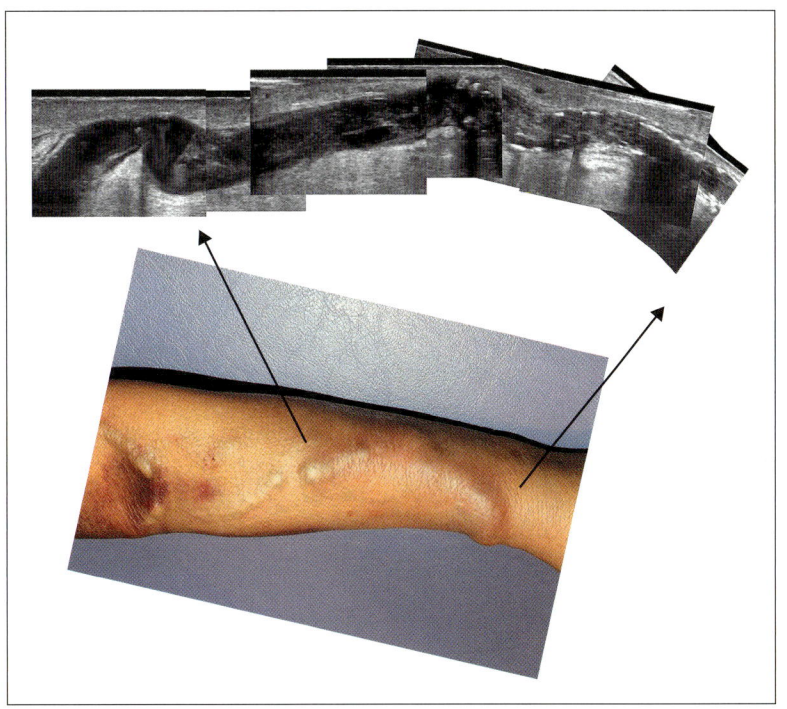

図8 血栓性静脈炎
吻合部から約15 cmにわたって，血管に沿って皮膚の発赤がみられる．エコーでは，吻合部から前腕中央にかけて血栓が充満しているのがわかる．

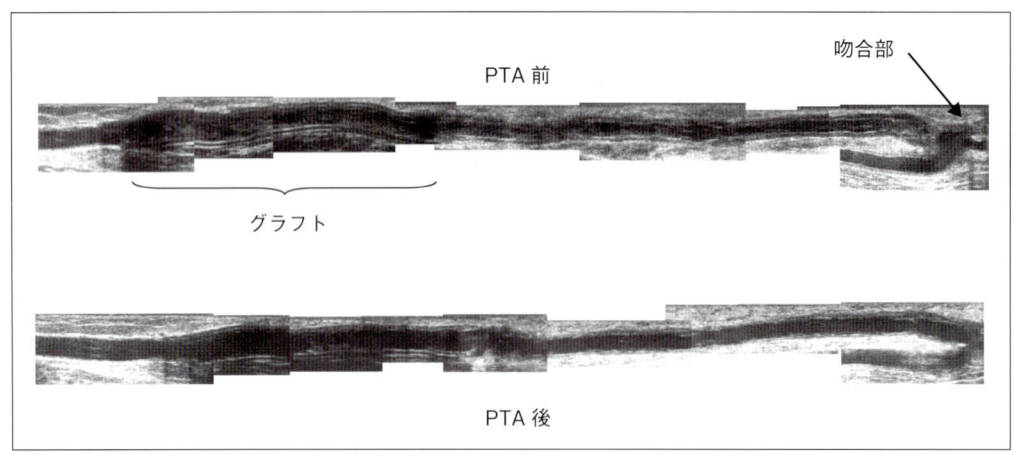

図9 シャント静脈の広範囲にわたる血栓性閉塞

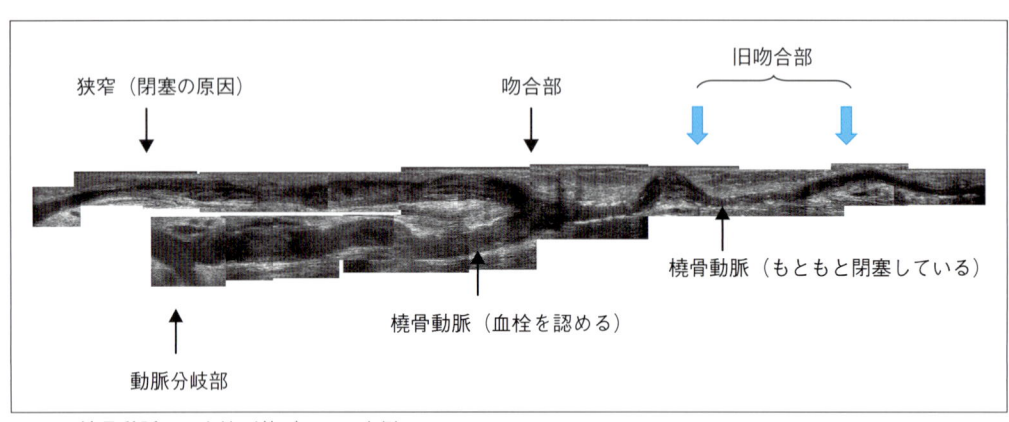

図10 橈骨動脈まで血栓が伸びている症例

吻合部から前腕中央部まで静脈が硬く触れた．肘部から上腕尺側皮静脈にかけて，グラフトが移植されていた．

(3)超音波検査

エコーでは，上腕動脈は拍動性であり，RI は 1.0，血流量は 80 mL/min であった．上腕動脈から吻合部に向けて橈骨動脈を走査すると，橈骨動脈内には血栓を認めなかった．次に吻合部を走査したところ，吻合部から静脈内に高エコーの血栓を認め，肘上のグラフト内まで血栓が充満していた（**図9**）．プローブで圧迫しても，血管が扁平にならないことから血栓性閉塞と診断した．

(4)解説

シャント血栓の症例の多くは動脈には血栓は形成しないが，すでに動脈の末梢側が閉塞している場合などは，動脈にも血栓がみられることがある．

図10 は，すでに前腕の2カ所に内シャントが作製されており，今回3回目のシャントが閉塞したため受診した症例である．エコーでは，シャント静脈だけでなく，橈骨動脈にも血栓が認められた．2カ所に旧シャント作製部位（矢印）があり，もともと末梢の動脈が閉塞していた．そのためシャント閉塞後に動脈の流出路が消失して，血栓が中枢の橈骨動脈に及んだものと考えられる．

図11 はシャント閉塞で受診した症例である．エコーで精査したところ，橈骨動脈分岐部から血栓を認め，尺骨動脈を介して手指の血流が供給されていた．

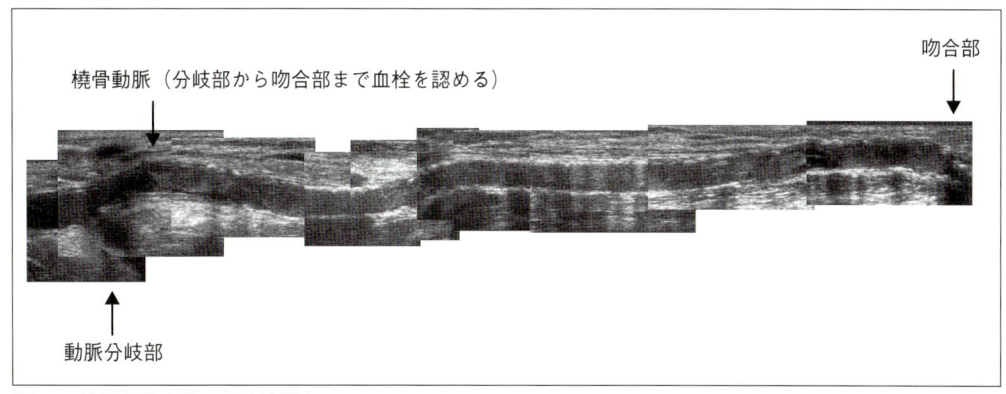

図11 橈骨動脈全長の血栓性閉塞

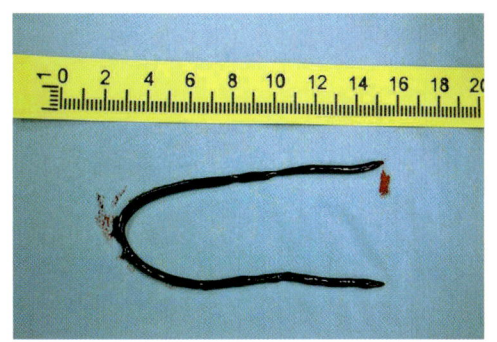

図12 グラフト全長にわたる血栓

図13 瘤の壁在血栓

血栓性閉塞の原因と治療

血栓性閉塞の原因は，①狭窄，②血圧低下，③脱水，④凝固能の亢進などである．80％以上は狭窄が原因となっており，治療する場合は狭窄部の拡張が必要になる．血栓性閉塞の治療はさまざまであるが，血栓が少ない場合は，ウロキナーゼで血栓を溶解した後に狭窄部のバルーン拡張を行うことでほとんど再開通する．血栓が多い時は，外科的に血栓を除去するが，その場合でも追加のPTAが必要となることが多い．

人工血管は血栓性閉塞をきたすことが多い．多くは流出路静脈狭窄に伴うものであるが，穿刺部の人工血管狭窄を伴う場合もある．術式は，施設や担当する医師の考え方によって異なる．ウロキナーゼで血栓を溶解し，その後透視下にて経皮的血栓吸引カテーテルを用いて可及的に血栓を吸引した後に，狭窄部に対するPTAを行うといった方法が比較的普及している．当院では，グラフト閉塞に対しては，血栓除去バルーンを用いて外科的血栓除去術を行い，その後にエコーガイド下でPTAを追加することが多い．

図12は血栓除去時に採取された血栓であるが，グラフト全長にわたって血栓が存在したことがわかる．いずれにせよ，いったん血栓が生じるとエコーを行っても狭窄部を同定することが困難であり，理学所見で狭窄が疑われた場合は，超音波検査を行っておくことが望ましい．

2）部分血栓

血栓は生じているが，完全に血管を塞いでいるものではなく，シャント血流が存在するタイプである．これには，血管壁に生じる壁在血栓（図13）と，血管内に浮遊する血栓（図14）がある．壁在血栓は，穿刺して瘤化した静脈に生じること

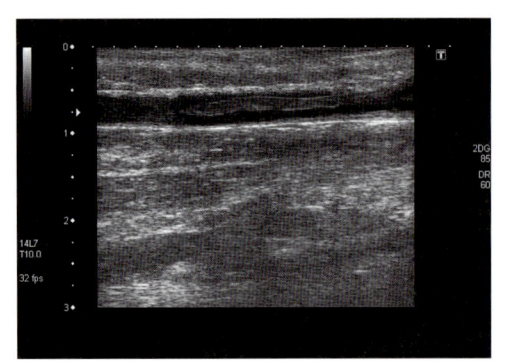

図14 血管内を浮遊する血栓

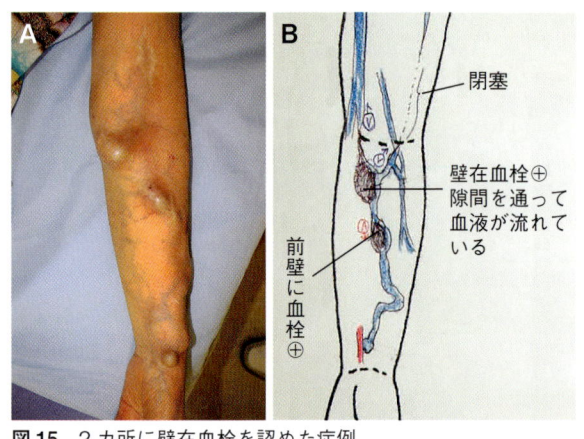

図15 2カ所に壁在血栓を認めた症例
B：上腕動脈血流量 630 mL/min, RI 0.64.
前腕と肘の瘤部の2カ所に血栓を認めた．前腕の血栓は前壁にあるため，この血栓を貫くように穿刺する必要がある．肘正中皮静脈の血栓は，瘤のほとんどを占めていた．また，中枢で完全閉塞していたため，すべてのシャント血流が深部静脈交通枝を介して深部静脈に流入していた．そのためシャントは完全閉塞することなく開存していた．

が多い．

症例1

(1)主訴

シャント脱血部の穿刺困難で受診した．

(2)理学所見

視診上は前腕中央から肘にかけて2カ所に瘤を認めた．触診では，シャントスリルはあったが，吻合部では血管内圧が少し高い状態であった．脱血穿刺部の瘤は，触診で少し硬く触れ，血栓が存在していると考えられた．また，肘部の瘤も硬く触れ，同様に血栓が疑われた（**図15A**）．

(3)超音波検査

エコーでは，前腕中央部の脱血穿刺部の前壁に血栓を認めた．肘正中皮静脈の瘤はほとんど血栓で充満していた．肘正中皮静脈が尺側皮静脈に合流する部位で完全閉塞していたため，すべての血流が深部静脈交通枝を介して深部静脈に流入している状態であった（**図15B**）．

(4)解説

本症例は，とりあえず穿刺部を変更することで透析困難は解消したが，血栓が増大すると閉塞する危険があるため，今後，血栓除去術＋血管形成術が必要になる．

症例2

(1)主訴

シャントの穿刺困難で受診した．

(2)理学所見

視診上，穿刺部にはとくに問題はなかったが，触診にて穿刺部の硬結を認めた．

(3)超音波検査

エコーで精査したところ，穿刺部に蓋をするように血栓が生じていた．血栓は後壁まで達しており，シャント血流は血栓の脇をすりぬけるように流れていた（**図16**）．ちょうど穿刺部の前壁に血栓があり，穿刺困難を生じていたものと考えられた．

症例3

血管内に浮遊する血栓もある．これは完全閉塞部の中枢によくみられる．また，血栓性閉塞血栓除去術後にも出現することがある．**図17**は，シャント血栓に対してウロキナーゼで溶解した後，PTAを施行した症例である．ほとんどの血栓が消失してシャントフローが復活したが，浮遊した血栓が残存している．狭窄部が解除されシャ

7．さまざまな合併症

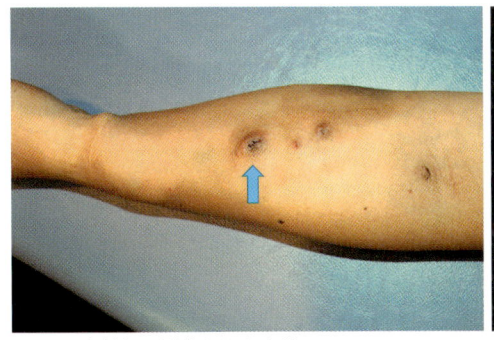

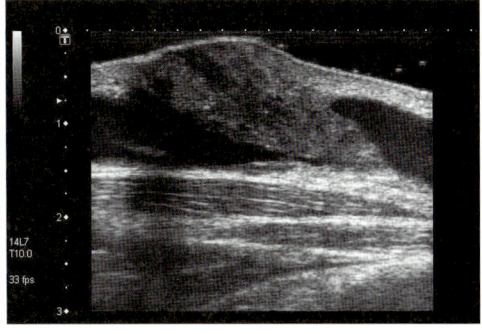

図16　穿刺部に形成された血栓
穿刺部皮下から蓋をするように血栓が生じていた．血液は血栓をよけるように流れており，シャントスリルはおおむね良好であった．

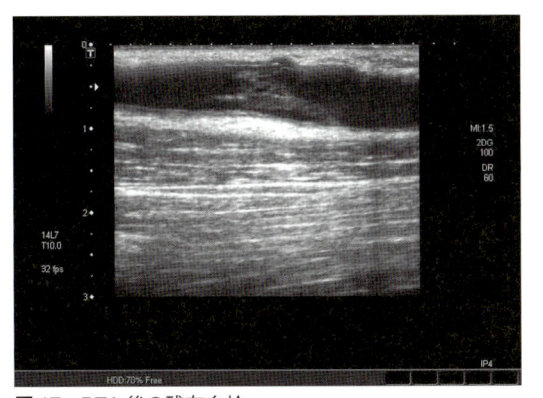

図17　PTA 後の残存血栓
血栓性閉塞に対するPTA後に血管内に浮遊する血栓が残存した．

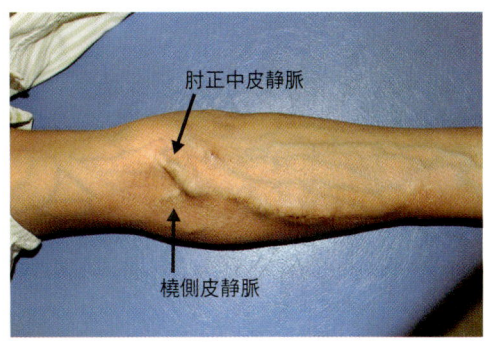

図18　肘部で脱血不良

ントフローが良好であれば，このような血栓は自然と溶解するため，臨床的には問題ない．

3）シャント本幹に血栓があり，側副静脈にシャント血が流入

血管内に血栓が充満していても，側副静脈があり，そこにシャントフローがあれば，スリル，シャント音とも良好となる．穿刺している静脈に血栓を生じると脱血が不能となり，治療の対象となることが多い．ただ，その場合でも，穿刺部を変更するだけで対処可能な場合もある．

症例4
（1）主訴
肘部での穿刺困難，脱血不良を主訴に受診した．

（2）理学所見
肘部で橈側皮静脈と肘正中皮静脈に分岐しているのが視診でわかる（**図18**）．

（3）超音波検査
分岐の少し末梢からの短軸像をみると，太い前腕正中皮静脈が認められる（**図19**）．①〜②にかけて深部静脈交通枝が接近している．③で深部静脈交通枝と合流する．④で橈側皮静脈と肘正中皮静脈に分岐するが，そのすぐ中枢で橈側皮静脈に血栓を認める（⑤）．その部位ではまだ肘正中皮静脈は開存しているが，⑦で肘正中皮静脈が細くなり，⑧で非血栓性の閉塞となっていた（図19）．

実際の静脈と見比べると，**図20**のようになっており，橈側皮静脈，肘正中皮静脈ともそれぞれ

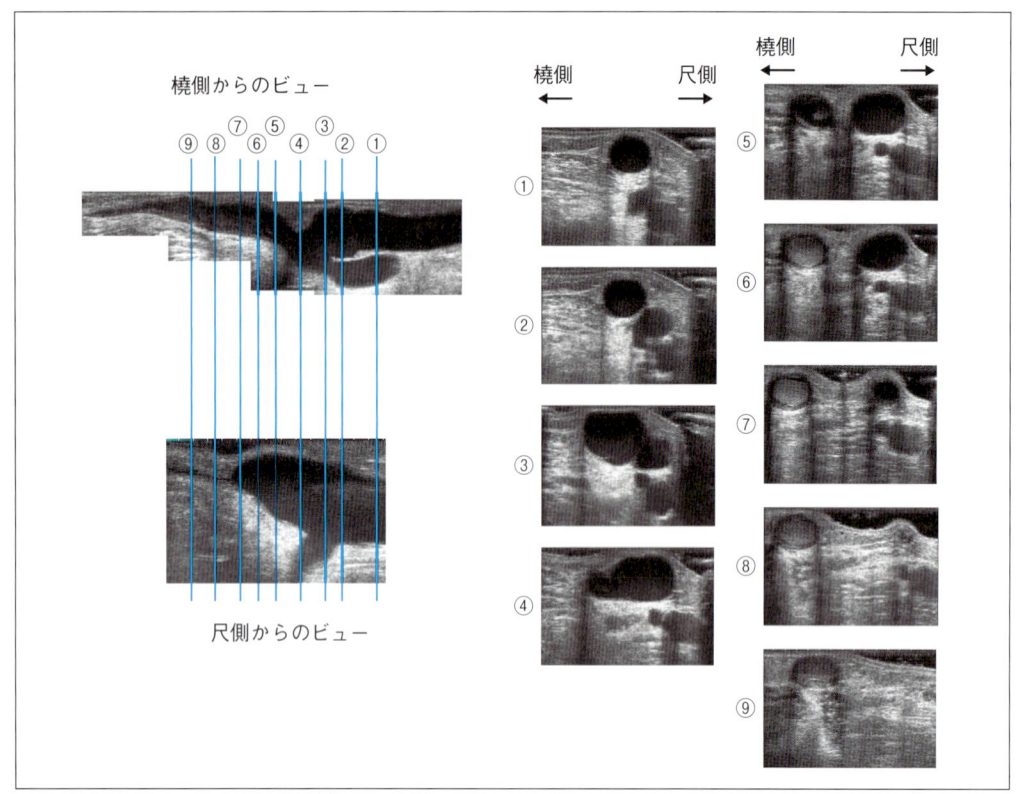

図 19 症例 4 のエコー所見（長軸像と短軸像）

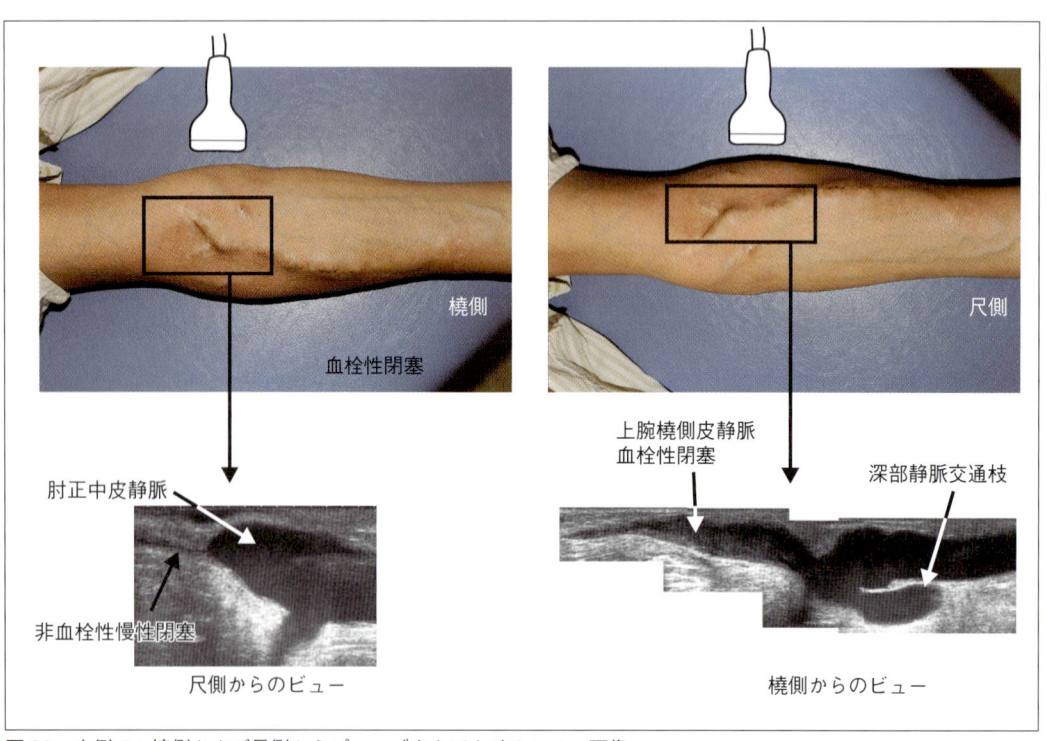

図 20 症例 4：橈側および尺側からプローブをあてた時のエコー画像

血栓性，非血栓性の閉塞のため，すべての血流が深部静脈交通枝に流入していることがわかる．

症例5
(1)主訴
橈側皮静脈の閉塞が疑われ，精査目的で受診した．

(2)理学所見
シャントは吻合部の4cm程度中枢で2分岐している．視診上は橈側皮静脈の血管が存在することがわかるが，細い印象であった（**図21**）．

(3)超音波検査
吻合部からエコーで精査したところ，分岐部すぐ中枢で橈側皮静脈に血栓を認め，肘部まで続いていた（**図22**）．プローブで圧迫しても血栓はまったくつぶれることはなく，硬い血栓であることがわかった．シャント血流は尺側の静脈を流れ，問題なく中枢に流入していた．この血栓はかなり古く，肉眼的には血管自体もやや萎縮している．現在は問題なく透析が行えているため，とくに治療は要しなかった．

このように，血栓や閉塞を伴う複雑な病変は，短軸で分岐を確認して，血流を確認した後に，長軸で走査することが重要である．長軸走査は，ゼリーを多く塗布して，ほぼ真横から描出するのがポイントである．また，症例4のように橈側と尺側の2方向から描出することで，全体像を確認することが可能となる．

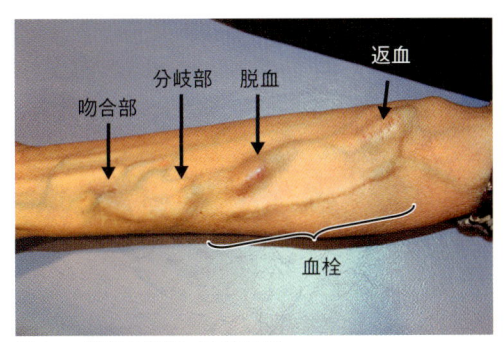

図21 橈側皮静脈で穿刺困難

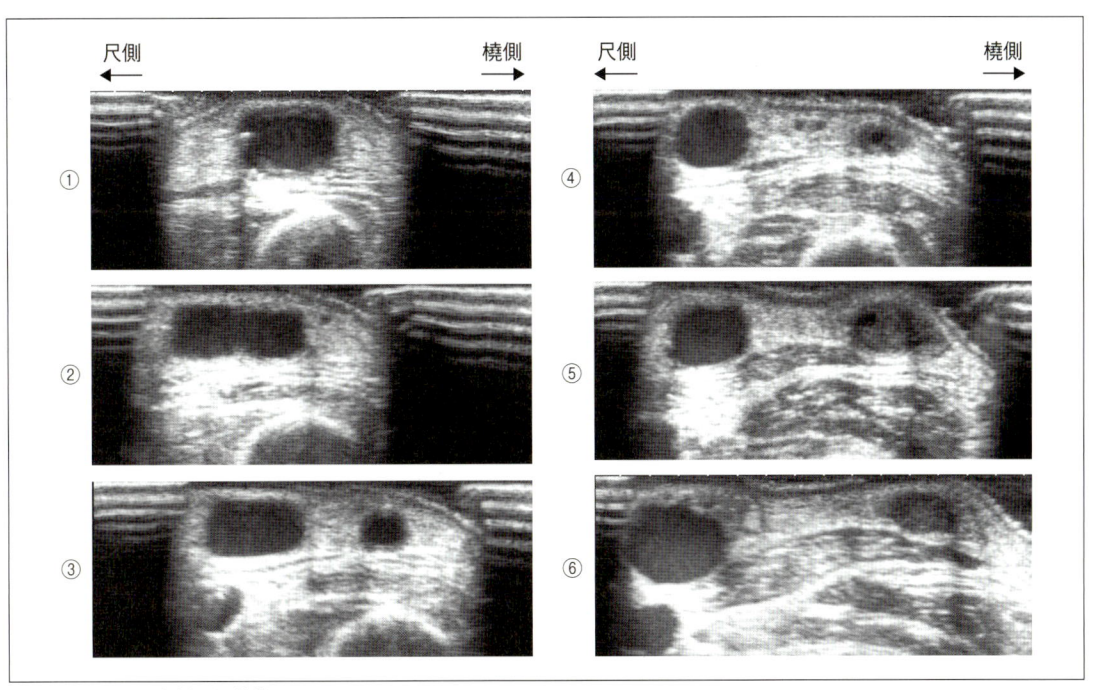

図22 図21の症例の短軸像
分岐前は良好な静脈を確認することができる（①）．分岐部，そのすぐ中枢ではまだ両者とも開存している（②，③）．分岐後しばらく中枢に走査を続けると，橈側の静脈が細くなり，かつ血管内に血栓を認めるようになる（④）．さらに中枢まで走査すると，橈側の静脈は血管径自体は太くなるが内腔に血栓があり，完全閉塞していることが分かる（⑤，⑥）．

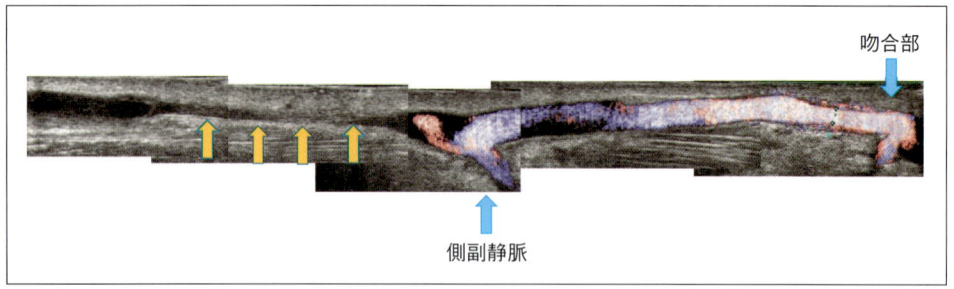

図 23 慢性非血栓性閉塞の超音波像
　黄色矢印部分が慢性の非血栓性閉塞であり，側副静脈に血液が流入していることがわかる．

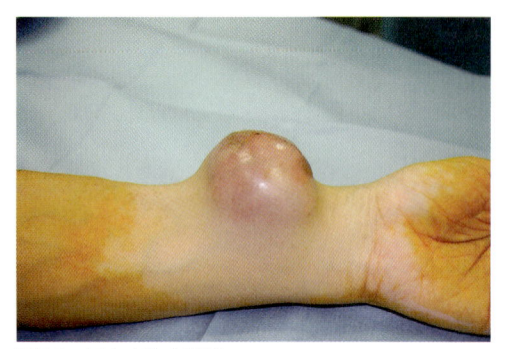

図 24 巨大な吻合部瘤

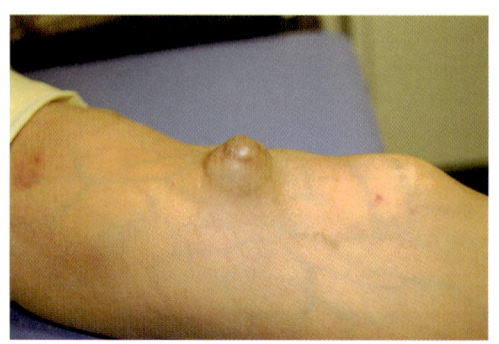

図 25 肘部の小さな瘤
　2段になっている．

　慢性の非血栓性閉塞は，比較的多くみられる．もともとシャント本幹が細く，多くの血流が側副静脈に流入している場合，本幹の血管発育が不良となり，少しずつ細くなり，最終的には閉塞する．しかし，シャント血流は側副静脈を介して中枢に流入しているため，閉塞することはない．側副静脈に十分な血流があれば，その中枢を穿刺して脱血することが可能である．**図 23** は典型的な慢性非血栓性閉塞のエコー所見である．エコーで観察すると，側副静脈へシャント血が流れており，本幹は非血栓性閉塞をきたしているのがわかる．

◆**シャント血栓の診断のポイント**
　1．血栓による完全閉塞なのか部分閉塞なのかを診断する．
　2．短軸でシャント分枝を描出して，シャントの全体像を把握するように努める．
　3．長軸では，橈側と尺側の2方向から描出することが有用である．
　4．血管全体を占めているのか一部を占めている壁在血栓（または浮遊血栓）なのかを描出する．

■ 瘤

　他の血管とVAがもっとも異なる形態的な変化は，「瘤」であろう．身体の血管で，これだけ瘤状に変化するものは少ない．一概に瘤といっても，吻合部の巨大な瘤（**図 24**）から小さな瘤（**図 25**）まで大きさはさまざまである．また，瘤への穿刺を続けて，皮膚が欠損し，痂皮形成する場合もある（**図 26**）．

　日本透析医学会の慢性血液透析用バスキュラーアクセスの作製および修復に関するガイドラインでは，瘤を「血管が局部的に円筒状または紡錘状，あるいは嚢状に拡張した状態」と定義しているが，瘤の定義には主観的な側面もある．**図 27** のように静脈全体が拡張している場合，瘤と呼ぶ

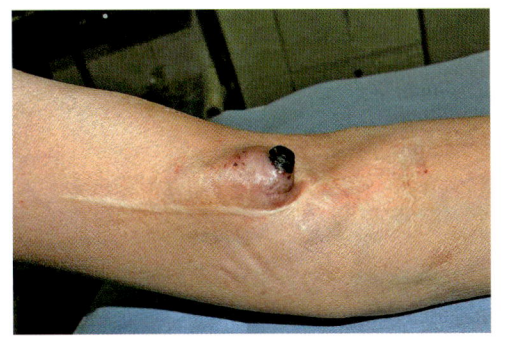

図26 穿刺部に痂皮を生じた上腕動脈表在化瘤

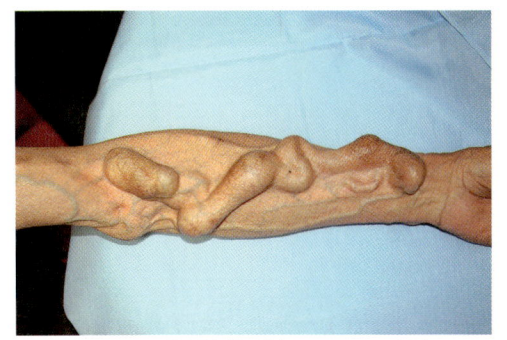

図27 シャント静脈全体が拡張している症例

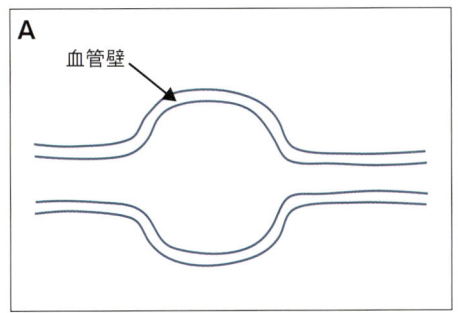

図28 穿刺に伴う瘤
A：真正瘤．血管壁を有する．
B：仮性瘤．血管壁を有しない．

か否かは議論の分かれるところであるが，通常このような状態は「静脈の瘤状拡張」と呼ばれることが多い．

上肢の挙上の項（p.16）でも詳しく述べたが，瘤の状態は理学所見でかなりわかる．エコーはそれを確認する作業と考えるのがよい．

1）瘤の観察ポイント

まず，動脈の瘤なのか，静脈の瘤なのかを確認する．表在化した上腕動脈は，穿刺に伴い瘤を形成することが多い．検査の依頼状や病歴から，動脈表在化がされているのか否かを判断することができる．そのような情報がなくても，視診，触診，聴診で上腕動脈表在化なのか内シャントなのかを区別することが可能である．触診では，当然スリルを触れず，拍動となる．

瘤には，穿刺に伴うものと，穿刺とは関係なく生じるものがある．穿刺に伴う瘤は，1回の穿刺ミスや止血不良で生じる仮性瘤と，穿刺によって壁が少しずつ破壊されて拡張する真性瘤がある．真性瘤は壁構造が残っているが，仮性瘤は正常な血管壁構造が欠如している（図28）．

瘤の形成部に穿刺跡の有無を観察し，穿刺に伴う瘤か否かを判断する．次に，瘤の部位をみる．吻合部瘤と非吻合部の瘤では，治療法が異なるからである．瘤の増大速度が速い場合は，早期の手術が必要となる．皮膚の発赤や色調変化は，内圧上昇や，瘤に血栓を生じた時にみられる（図29）．また，感染を伴うと，発赤，腫脹，皮膚のびらんなどがみられることが多くなる．診察時に瘤のサイズを測定することも重要である．ノギス（なければメジャー）を用いて，皮膚の隆起する部位から2方向で測定する．

一通り観察したら，触診に移る．触診では，まず瘤の硬さをチェックする．瘤を軽く押して，その反発力をみる．わずかな力で瘤がへこむ場合

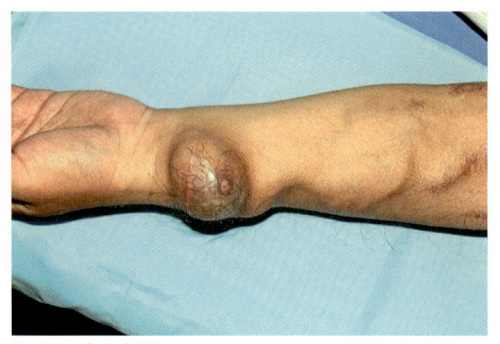

図29 吻合部瘤
色調が変化している．

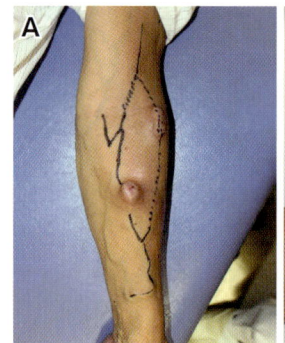

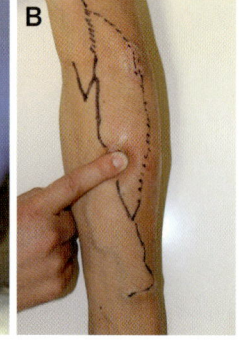

図30 圧迫で消失する瘤
A：前腕中央に瘤がみられる．
B：圧迫で瘤は完全に消失し，壁在血栓や壁石灰化がないことがわかる．

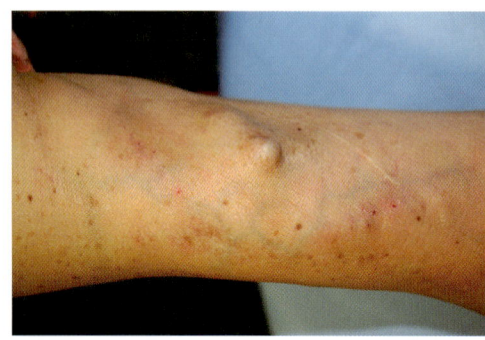

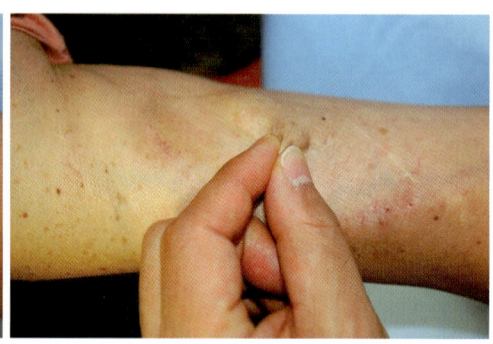

図31 上腕部のシャント瘤
容易に皮膚をつまむことが可能で，皮膚に余裕があることがわかる．

は，瘤の内圧が低く，かつ壁在血栓や壁石灰化がないことが判明する（**図30**）．

術前から静脈の弾性が高いと，過剰な血流や内圧の上昇で静脈全体が拡張する．過剰血流の場合は，瘤は軟らかく，圧迫で容易に扁平化する．内圧上昇が原因で拡張している場合は，瘤は硬く触れ，圧迫しても弾力があり，跳ね返されるような感じを受ける．このような瘤は中枢に狭窄病変があることが多い．壁石灰化が著明な瘤は非常に硬い感触があるので，診断は容易である．

瘤にスリルがない場合は，血栓性閉塞を疑う．他の部位にスリルがあれば，側副静脈にシャントフローが流れ，瘤のある静脈が閉塞している可能性が高い．

次に上肢を挙上する．理学所見の項でも述べたが，瘤の中枢に有意な狭窄がなければ，瘤が消失することがある．壁石灰化や壁在血栓があれば，瘤はそのままの形で残る．

瘤は，破裂の危険の有無を診断することがもっとも重要である．皮膚から血管壁まで薄く内圧が高い瘤や，感染を呈していて皮膚にびらんなどを生じている瘤は破裂の危険が高い．また，内圧が高いと，皮膚に緊張が生じて光沢がみられる．

軟らかい瘤では，皮膚をつまむことができるが，つまむことで，瘤の皮膚の厚さを推測する．内圧の高い瘤では，容易に皮膚をつまむことができない．その場合は，無理につまもうとしてはならない．皮膚をつまめる場合は，皮膚に余裕があり破裂の危険は少ない（**図31**）．

7. さまざまな合併症

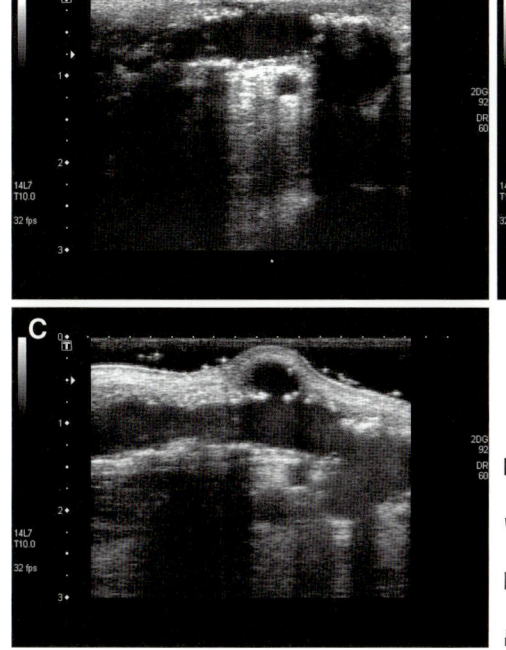

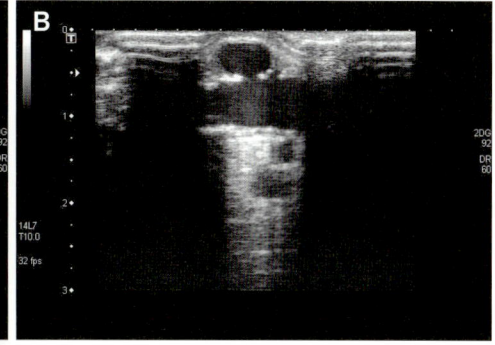

図32 ゼリーの量による超音波像の違い
A：瘤を圧迫したためエコーでは瘤が描出されていない．
B：圧迫はしていないが，ゼリーが足りず，瘤周囲のグラフトが描出されていない．
C：ゼリーを十分塗布し，瘤周囲のグラフトも描出された．

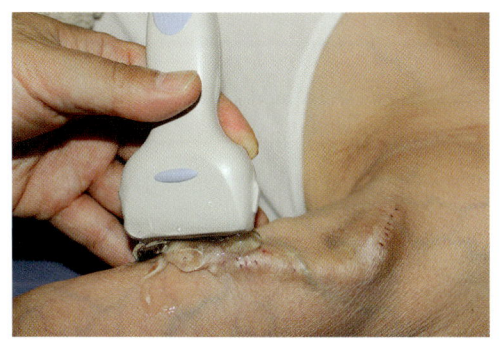

図33 ゼリーの塗布
瘤を描出する場合は，ゼリーを十分塗布して，プローブが皮膚に直接あたらないようにする．

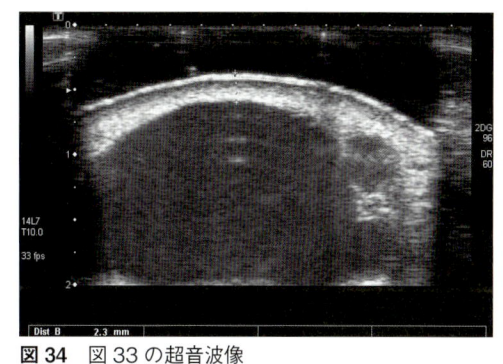

図34 図33の超音波像
ゼリーを十分塗布し，皮膚と瘤の前壁の距離を測定する（本症例は2.3 mmであった）．

2）瘤のエコー描出法

瘤をエコーで描出する際は，瘤が埋もれるぐらい多くゼリーを塗布することが重要である．ゼリーの量が少ないと，瘤を圧迫して図32Aのように瘤が描出されない．とくに，仮性瘤で壁の薄いものは圧迫で容易に扁平化するので，十分気を付けなければならない．また，圧迫しなくても，ゼリーの量が少ないと瘤しか描出できず，周囲血管との関係をみることができない（図32B）．瘤が隠れるぐらいゼリーを塗布して，瘤を圧迫しないように観察することで，瘤だけでなく，周囲の血管の状態を知ることができる（図32C）．

エコーで観察する場合は，皮膚から血管壁までの距離を測定することが重要である．図33のようにゼリーを多く塗布し，皮膚面を描出する（図34）．血管壁までの距離を測定するが，これが1 mm以下の場合は破裂の危険も留意する．

図35の症例は，皮膚が菲薄化したため破裂の

85

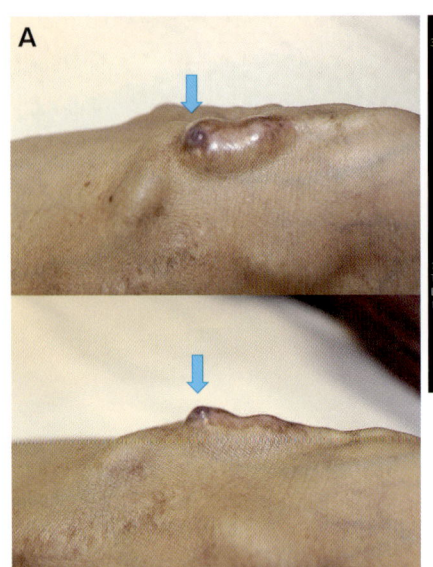

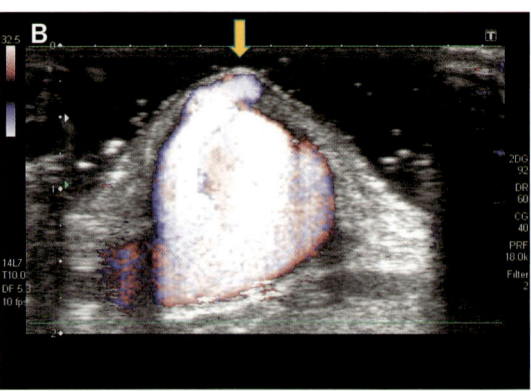

図35 皮膚からの距離の近い瘤
　A：瘤の一部がさらに突出しており，皮膚のすぐ直下に瘤の壁があると考えられた．
　B：エコーでは，瘤の一部の血管壁が皮膚に非常に近い部位にあり（矢印），破裂の危険が高いと判断した．

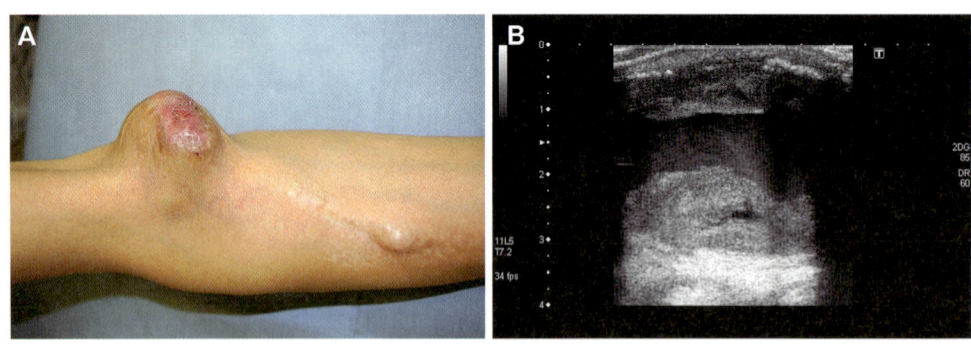

図36 肘部に生じた巨大な瘤
　エコーでは厚い壁在血栓があり，破裂の危険はないと判断し経過観察している．

危険があり当院を受診した．エコーでは皮膚から瘤前壁まで0.5 mmであり，出血の可能性が高いと判断して手術を行った．**図36**の症例は，壁在血栓を認める．このように，壁在血栓を有する瘤は，大きくても破裂する危険が少ない．

吻合部瘤はしばしば石灰化を伴う（**図37**）．壁全体に石灰化を認めることもあるが，壁の一部に石灰化を認める病変もある．内部構造を観察するためには，石灰化していない部位にプローブを当てることが必要となる．

穿刺部以外の瘤は，さまざまな原因によって形成される．**図38**の症例は，ジェット流により，瘤の壁に静脈の局所的な拡張が生じている．また，中枢側に狭窄があり，内圧が上昇して瘤を形成する場合もある．瘤の原因を考えながらエコーを行うことが重要である．

3) グラフトの瘤

グラフトではすべての瘤が仮性瘤となる．**図39**はグラフトの瘤である．わずかに隆起しているだけでそれほど大きな瘤とは予測できなかった．しかし，エコーを行ったところ，前壁に壁在

7．さまざまな合併症

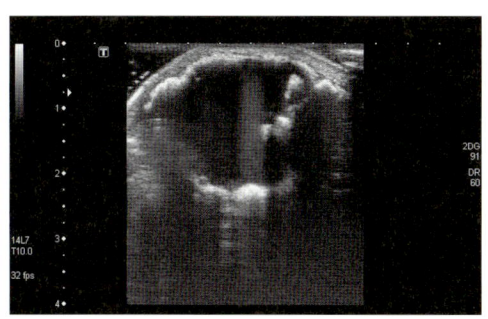

図37　壁石灰化を伴う瘤

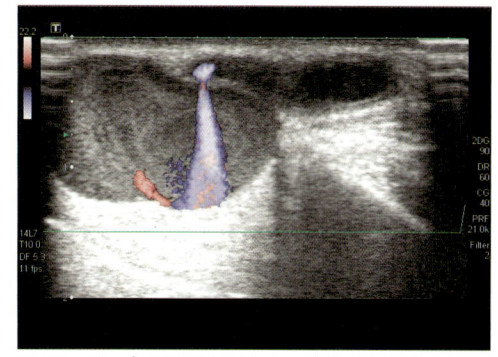

図38　ジェット流が原因となったシャント瘤

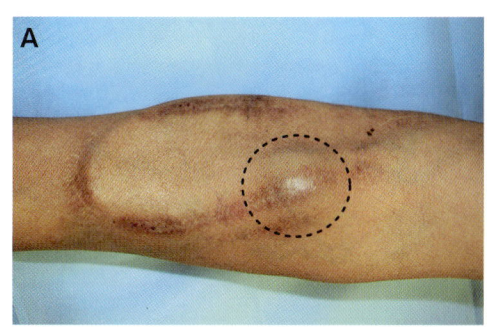

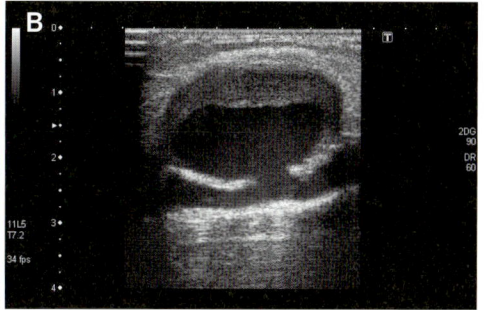

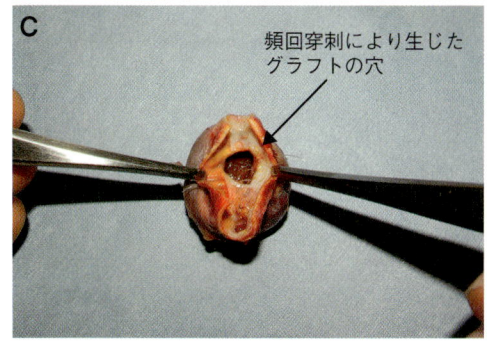

図39　穿刺に伴う瘤
　A：肉眼所見．わずかに皮膚が膨隆しているのみ．
　B：超音波所見．グラフトから囊状に形成する瘤を認める．前壁は壁在血栓を認める．
　C：摘出標本．グラフトの後壁を切開したところ，グラフトに大きな穴が開いていた．

血栓を有する大きな瘤であることが判明した．手術では，グラフトの壁に大きな穴が開いており，穿刺部が次第に拡大して瘤を形成したものと考えられる．グラフトは深い位置に移植されていると，瘤が生じても皮膚からその存在を知ることができない場合があり，定期的にエコーでチェックすることが重要となる．

ポリウレタングラフトは，補強のワイヤーを避けて瘤が生じるため，いくつかの瘤が連なった形になることが多い（**図40**）．

4）瘤の治療法

シャント静脈の瘤は，吻合部瘤とそれ以外では手術法が異なる．エコーの検者は，瘤に対する術式の知識が必要となる．どのような手術法が行われるかを理解しておけば，観察するポイントが的確になるからである．

吻合部瘤は，瘤を切除した後に，中枢でシャントを再建することが多い．その時には流入動脈の状態がポイントとなる．もともと末梢の動脈が閉塞していれば，橈骨動脈を結紮することが可能だが，開存していれば，瘤を切除する時に動脈の形

87

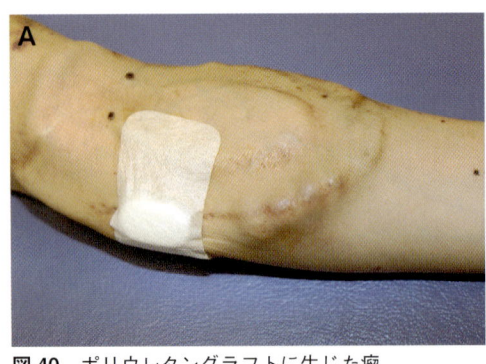

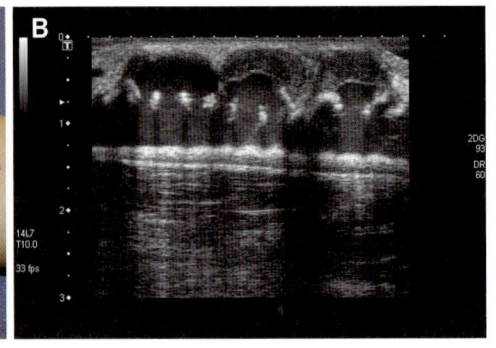

図 40 ポリウレタングラフトに生じた瘤
　A：穿刺部で瘤が3つ連なっている（PTA 後のため，シース挿入部に圧迫用のテープが貼られている）．
　B：超音波所見．3つの瘤が連なっている．末梢の2つの瘤は壁在血栓を認める．補強ワイヤーが残っているのがわかる．

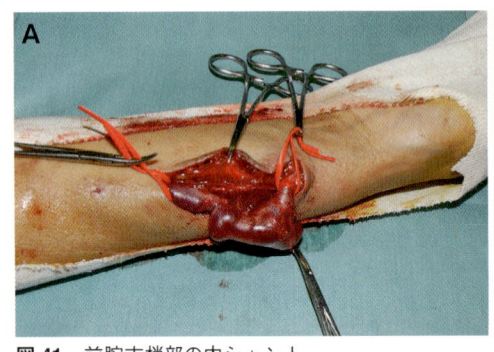

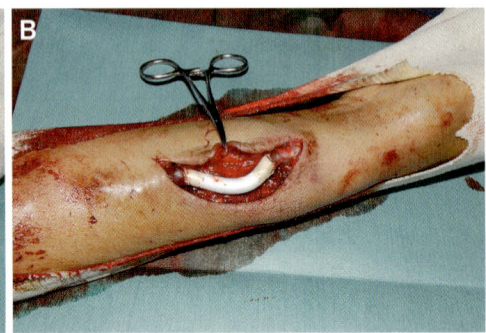

図 41 前腕末梢部の内シャント
　A：穿刺部の真性瘤．
　B：瘤を切除し，PTFE グラフトで置換した．

成術が必要になるからである．流入部と流出部の動脈の距離や，石灰化の有無を確認しておくとよい．吻合部瘤が図 24（p. 82）のように巨大化すると，手術は困難を極める．手術侵襲も大きく，全身麻酔での治療が必要となることもある．作製してから 10 年以上のシャントでは，多かれ少なかれ吻合部瘤を認める．その場合，吻合部瘤の壁に石灰化を伴うことが多いが，壁全体が石灰で覆われると，瘤はそれ以上大きくならず，破裂の危険も少ない．

吻合部以外の瘤は，瘤を切除してグラフトでバイパスすることが多い．**図 41** の症例は前腕末梢の内シャントで，前腕中央部の穿刺に伴う真性瘤が増大したため切除した（図 41A）．切除部位が長いため，PTFE グラフトでバイパスして，シャント機能を温存した（図 41B）．

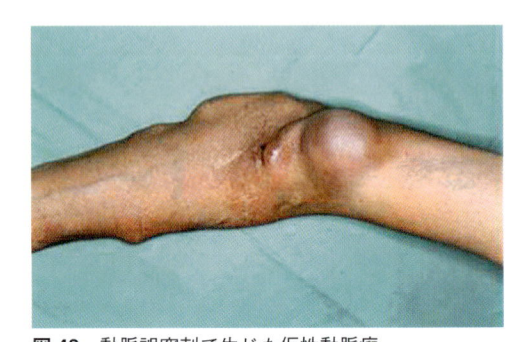

図 42 動脈誤穿刺で生じた仮性動脈瘤

図 42 の症例は，シャント穿刺時に上腕動脈を誤穿刺したが，止血不良で仮性瘤を形成したため，緊急手術を行った．動脈を上下でクランプし，仮性瘤の中に入っていくと，穿刺部のピンホールが認められた（**図 43**）．フィブリンなどで形成した仮性瘤の壁を除去して，ピンホール部を縫合するだけで，手術は終了した．

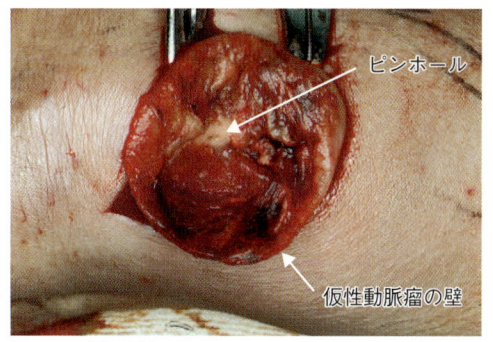

図43 手術手技
　動脈の上下でクランプし，瘤の内部にダイレクトにアプローチした．動脈の誤穿刺がピンホールとなって確認できる．

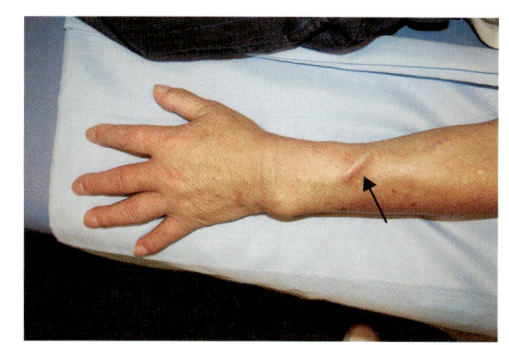

図44 第3～4指の発赤と腫脹が認められる

静脈高血圧症

　上肢全体や手指の浮腫・腫脹がシャント作製側のみに生じている場合は，静脈高血圧症を疑う．静脈高血圧症はシャント作製側の四肢の浮腫や腫脹をきたすものであり，静脈還流不全が原因である．シャント作製後に増加した血流に見合うだけの血管床があれば問題ないが，狭窄や閉塞など何らかの原因で静脈還流が阻害されると，うっ血症状が出現する．

　すなわち，静脈高血圧症は，過剰血流があるシャントに狭窄（または閉塞）が出現して，静脈本幹へのスムースな血流が阻害される場合にみられる．一部の血液は側副静脈に流入したり，逆流して局所的なうっ血が生じる．静脈高血圧症が生じるか否かは，血流量と狭窄の程度，側副静脈の有無，血管透過性などの諸条件で決まる．また，明らかな狭窄病変がなくても，相対的な血流過剰で上肢の浮腫を生じることもある．

　ここでは，静脈高血圧症の症例をどのように考え，エコーを行うかについて述べてみたい．まずは症例をみていこう．

1）ソアサム症候群
症例1
(1) 主訴

　手指（第2～5指）の腫脹，発赤，痛み．

　5年前に左前腕にAVFを作製して透析を開始した．しばらくは問題なく透析が行えていたが，6カ月前より次第に主訴の症状が出現した．透析は問題なく行えているが，症状が増悪するため超音波検査が依頼された．

(2) 理学所見

　第2～5指の腫脹と発赤を認める．第1指には腫脹はない（**図44**）．手背も全体的に腫脹している．シャントスリルはあるが，吻合部近傍では静脈がやや硬く触れ，シャント本幹が閉塞していると考えられた．手背の静脈が拡張していた（矢印）．前腕尺側皮静脈で脱血し，肘正中皮静脈に返血している．

(3) 超音波検査
①機能評価

　上腕動脈血流量：470 mL/min，RI：0.63
②形態評価

　上腕動脈，橈骨動脈は拡張している．壁に軽度の石灰化を認めたが，狭窄病変は認めなかった．吻合部から中枢に向けて短軸走査を行ったところ，吻合部の3横指中枢でシャント本幹が完全に閉塞していた．長軸走査では橈側皮静脈の本幹が

閉塞しており，すべての血流が手背の枝に逆流していた（**図45**）．血流は手背から指に逆流していた．逆流する静脈を圧迫すると，吻合部が拍動に変化した（**図46**）．非血栓性閉塞を呈している橈側皮静脈を中枢に追うと，深部静脈交通枝から流入があり，肘部では静脈が開存し，橈側皮静脈と肘正中皮静脈に分岐していた．

(4)診断

手背枝中枢の橈側皮静脈閉塞によって生じたソアサム症候群と診断した．

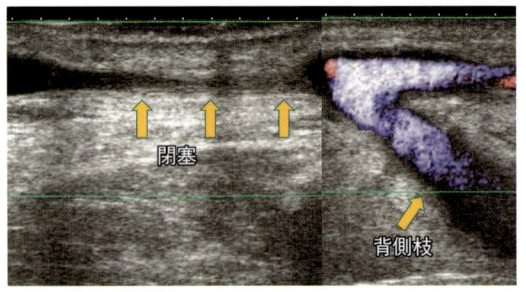

図45 超音波所見

コラム1

ソアサム症候群

ソアサム症候群は，静脈高血圧症の一部である．静脈高血圧症は，シャント血流が中枢に良好に流れないことによって，上肢の浮腫や腫脹を生じる病態である．多くは狭窄や閉塞を伴い，側副静脈にシャント血流が逆流して生じる．

症状は狭窄（閉塞）部の末梢に出現するため，腫脹している部位をみれば病態がわかる．静脈高血圧症のなかでも，手指のみに浮腫や腫脹が生じる症例をソアサム症候群と呼んでいる（**図A**）．しかし，本来ソアサム症候群は，第1指に腫脹や疼痛を生じるものである（sore は痛み，thomb は親指という意味である）．実際腫脹するのは第2～5指であるのに，このような名称になっているのはなぜであろうか？

前腕内シャントは，1966年に考案された時は，動脈側－静脈側に吻合されていた．その後，動脈側－静脈端が通常の吻合法となったが，動脈側－静脈側吻合（側々吻合と呼ぶ）は，しばらくの間主流であった．この吻合法で作製された AVF の中枢側の静脈が閉塞すると，すべての血流が吻合部からすぐ逆流することになり，第1指の腫脹

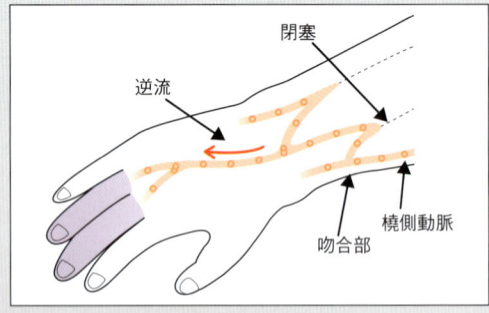

図A ソアサム症候群の病態（1）
手背枝に逆流して第3, 4指を中心に腫脹が生じる．

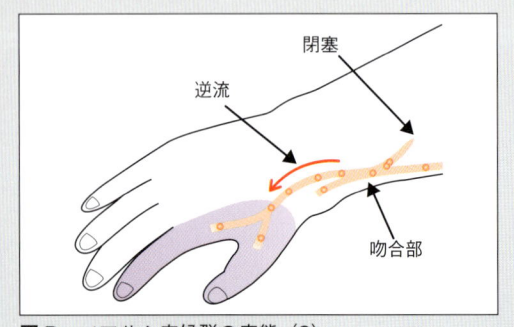

図B ソアサム症候群の病態（2）
側々吻合の中枢側が閉塞して，第1, 2指を中心に腫脹が生じる．

がみられる（**図B**）．近年，このような典型的なソアサム症候群がみられることは少なくなった．

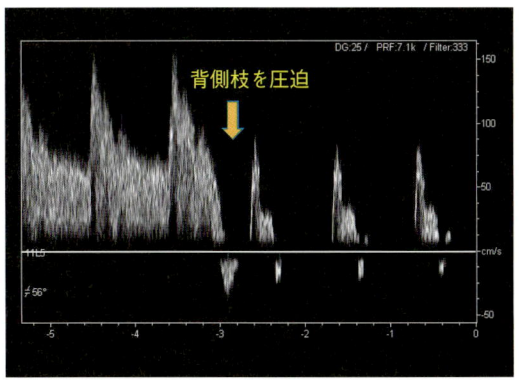

図46 手背枝の圧迫前後の上腕動脈パルスドプラの変化
手背枝を圧迫すると，上腕動脈パルスドプラが拍動様に変化した．シャント本幹に血液が流入していない証拠となる．

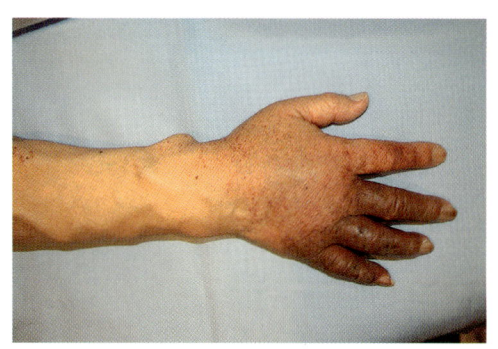

図47 皮膚にびらんを伴ったソアサム症候群

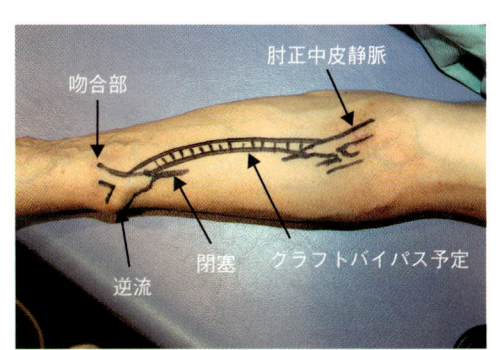

図48 グラフトバイパスが必要であった症例

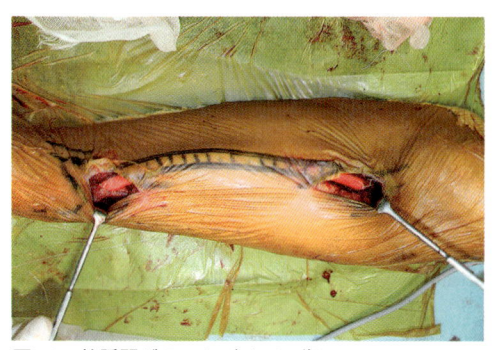

図49 静脈間グラフトバイパス術

(5) 解説

ソアサム症候群は，**図47** のようにびらんを伴ったり，高度に腫脹する症例もある．手指の痛みを伴う病態にはソアサム症候群とスチール症候群がある．ソアサム症候群がうっ血病変であるのに対して，スチール症候群は虚血病変であり，病態がまったく異なることに注意する．

ソアサム症候群では，中枢部の血管の状態によって，PTAが可能な場合と，グラフトバイパスが必要な場合がある．**図48** は，長い距離にわたって中枢の静脈が閉塞していたため，PTAが困難と判断し，肘正中皮静脈までグラフトバイパス術を行った（**図49**）．高度な狭窄もしくは閉塞病変をエコーで認めた場合は，中枢の静脈の情報も記載しておくのがよい．

◆ソアサム症候群のエコーのポイント

1. ソアサム症候群は視診で診断可能である．また，多くの場合は，逆流する静脈を観察することができる．

2. 側端吻合なのか，側々吻合なのかをチェックする．

3. エコーでは，中枢の静脈が閉塞なのか狭窄なのか，閉塞症例では，血栓性閉塞か慢性非血栓性閉塞かを観察することが重要である．狭窄，血栓性閉塞，慢性非血栓性閉塞で，治療方針が変わるからである．

4. グラフトバイパス手術の適応と判断した場合は，グラフトのバイパスが可能な静脈を観察しておく．

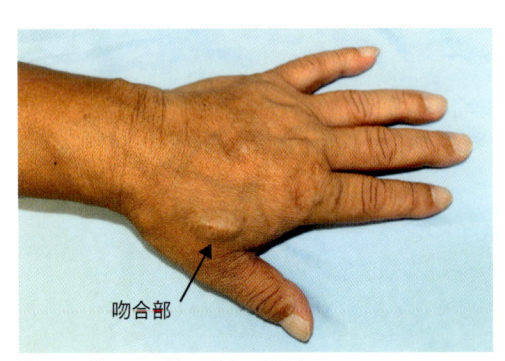

図50 第1, 2指の軽度の浮腫

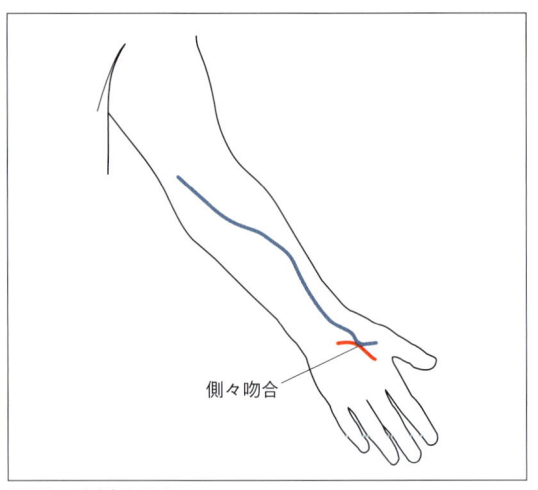

図51 症例2のシェーマ

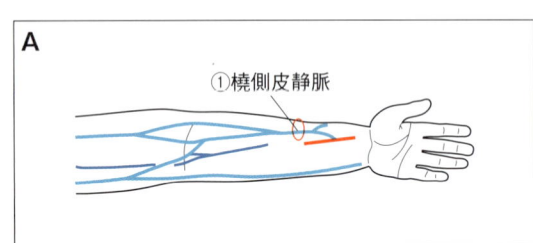

図52 吻合部近傍と肘上部の静脈
　A：吻合部近傍の静脈．吻合部の背側枝が合流してしばらくは，橈側皮静脈の1本のみに血流が集約されており，この1本の静脈に狭窄や閉塞を生じると，ソアサム症候群を呈する危険が生じる．
　B：肘上部の静脈．肘上部では，シャント血流が3つの静脈に分かれて走行する．
　①橈側皮静脈，②尺側皮静脈，③上腕静脈．

症例2

タバチエールに側々吻合で作製された内シャントで，中枢側が閉塞して，一部の血流が第1, 2指に逆流している．逆流は軽度であり，わずかに第1, 2指が腫脹しているのみである（図50）．この患者は，脱血不良を主訴に来院した．エコーでは，側側吻合されたシャントの中枢側が閉塞しており，すべての血流が末梢に逆流していた（図51）．この程度の症例はソアサム症候群とは呼ばないが，本来のソアサム症候群の血行動態はこのようなものである（コラム参照）．

2）前腕型静脈高血圧症

ソアサム症候群は手指のみに症状が現れるが，前腕を主体とする静脈高血圧症がある．

前腕を主体とする静脈高血圧症をここでは「前腕型静脈高血圧症」と呼ぶ．これは，ソアサム症候群や上肢全体の静脈高血圧症と比べると頻度が低い．その原因として，ソアサム症候群と上肢型の静脈高血圧症は，1本化したシャント血管の狭窄で出現するが，前腕型静脈高血圧症はいくつかの静脈の閉塞や狭窄が重ならないと生じにくいことがあげられる．

図52で説明しよう．前腕末梢にAVFを作製すると，シャント吻合部の手背枝の中枢までは基本的に分岐がなく，①に閉塞があれば，すべての血流が手背枝に逆流する（ソアサム症候群で述べたとおり）（図52A）．しかし，肘上部では橈側皮静脈，尺側皮静脈，上腕静脈に分かれて走行している．このうちの1ないし2つの静脈が閉塞し

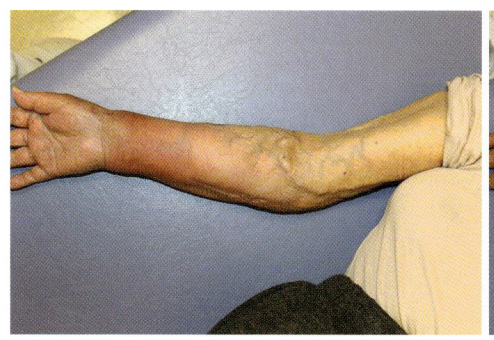

図53 前腕型静脈高血圧症

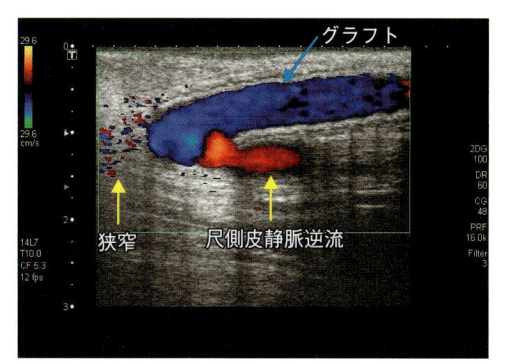

図54 尺側皮静脈を逆流

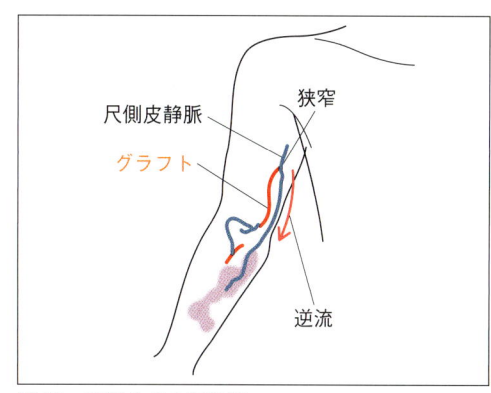

図55 症例3の血行動態

ても，他の静脈を介して良好に中枢に流れるため，静脈高血圧症は生じにくい（図52B）．表在静脈が完全閉塞していて，すべての血流が深部静脈に流入していても，中枢に良好に流れれば静脈高血圧症は生じない．また，後述するが，鎖骨下静脈領域では，最終的にシャント血流が1本の静脈に集約されるため，この部位に狭窄（閉塞）が生じると静脈高血圧症を呈する．

前腕型静脈高血圧症のなかでも比較的目にすることの多い症例を提示する．

症例3
(1)主訴
静脈間に人工血管が移植されている．前腕の腫脹が出現したため，当院を受診した．
(2)理学所見
視診では，前腕から手背にかけて発赤と腫脹を認めた．上腕部には腫脹がみられない（図53）．シャントスリル，シャント音はおおむね良好であった．
(3)超音波検査
①機能評価
　上腕動脈血流量：620 mL/min，RI：0.56
②形態評価
シャント吻合部から移植したグラフトであり，流出路静脈を中心に観察した．シャント吻合部近傍，静脈とグラフトの吻合部，グラフト内には有意狭窄を認めなかった．グラフトの静脈吻合部の中枢側に有意狭窄を認めた．そのため，シャントは図54のようにほとんどが尺側皮静脈を逆流していた．吻合部末梢の尺側皮静脈には分岐がなく，前腕まで逆流を認めた（図55）．
(4)診断
前腕尺側皮静脈の逆流による前腕型静脈高血圧

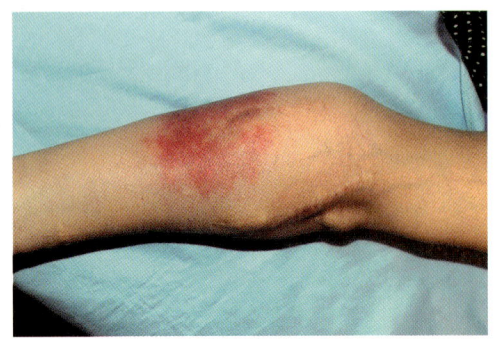

図56　前腕尺側の局所的な発赤

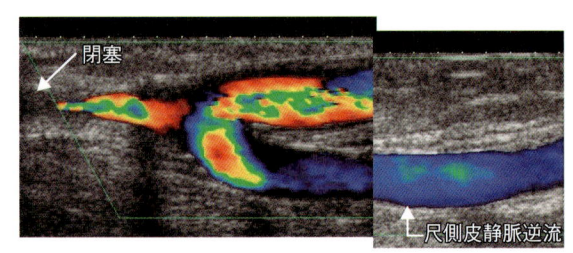

図57　尺側皮静脈への逆流

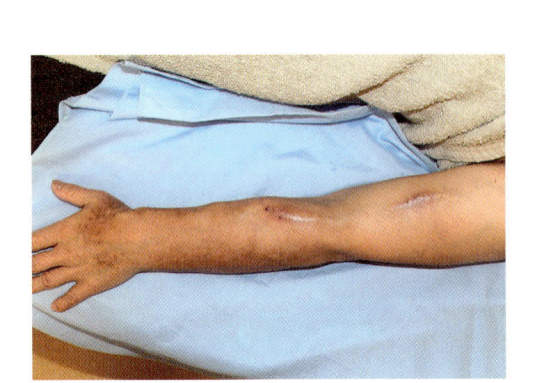

図58　前腕型静脈高血圧症（軽度）

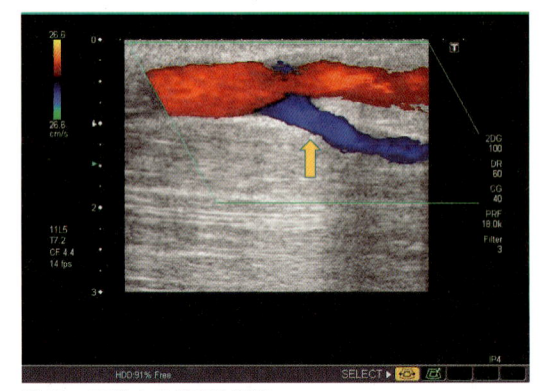

図59　症例4の超音波所見
末梢に逆流する静脈（矢印）を認める．

症．

(5)解説

　本症例のように，グラフト静脈吻合部の中枢で狭窄を呈すると，シャント血流が尺側皮静脈を逆流して，前腕から手背にかけて腫脹することがある．

　逆流した血流が深部静脈交通枝と交通していれば，深部静脈を介して中枢に流入するため，静脈高血圧は呈しにくい．本症例は，深部静脈との交通がなく，前腕尺側皮静脈まで逆流したため，前腕型静脈高血圧症をきたしたと考えられる．

　尺側皮静脈を逆流した症例では，局所のみに発赤がみられる場合がある（**図56**）．エコーでは前腕に逆流を認めたが（**図57**），前腕全体の腫脹はみられず，血管周囲の皮膚の発赤にとどまっている．

症例4

　軽度であるが，前腕型静脈高血圧の症例を呈示する．エコーでは，上腕動脈血流量　550 mL/minと血流過剰はない．前腕に，やや拡張し蛇行した静脈を認める．前腕の皮膚の色調不良と，点状出血，軽度の腫脹がみられる（**図58**）．エコーでは，肘部で合流した前腕正中皮静脈が末梢に逆流しているのがわかる（**図59**）．上腕橈側皮静脈には明らかな狭窄はないが，全体的に細く，シャントの逆流が生じたものと考えられる（**図60**）．

◆**前腕型静脈高血圧症のエコーのポイント**

　1．上腕尺側皮静脈に吻合したグラフトの静脈中枢側に高度狭窄または閉塞があり，尺側皮静脈を逆流する症例が多い．

　2．肘部で表在静脈が完全閉塞し，深部静

7. さまざまな合併症

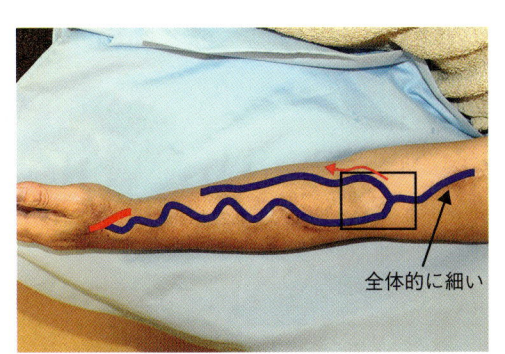

図60　症例4のシャントの流れ

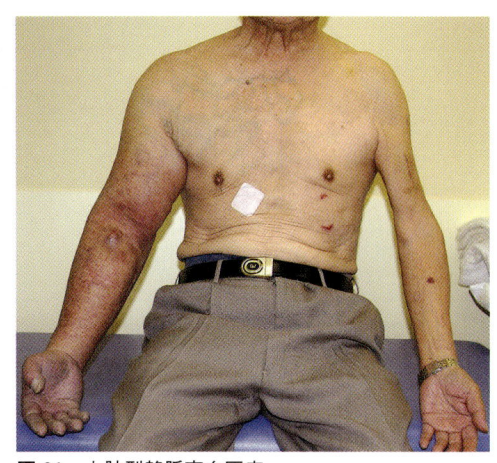

図61　上肢型静脈高血圧症

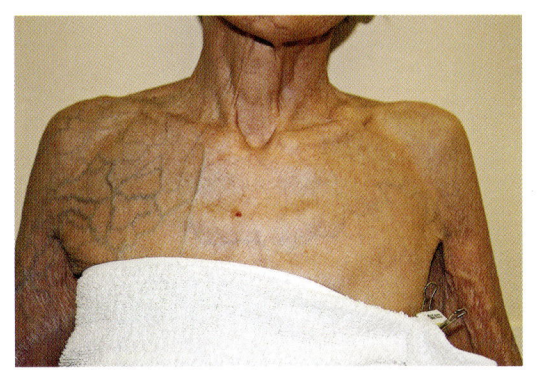

図62　患側前胸部の皮下静脈拡張

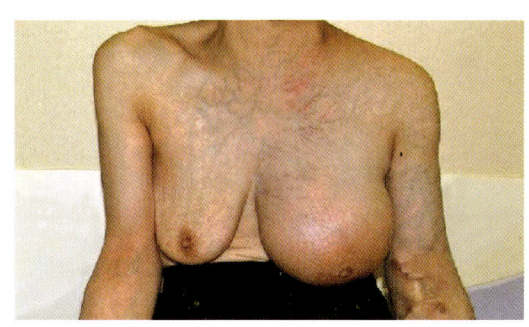

図63　患側乳房の腫大

脈交通枝に流入している場合がある．
　3．ごく局所のみに症状が出現することがある．

3）上肢型静脈高血圧症

　上肢全体の静脈高血圧症をここでは「上肢型静脈高血圧症」と呼ぶ（**図61**）．中心静脈の狭窄が原因であることが多いが，中心静脈のどの部位に狭窄があるかによって症状が異なる．鎖骨下静脈狭窄（閉塞）では，患側前胸部の皮下静脈の拡張がみられる（**図62**）．前胸部の逆流が高度になると，片側乳房の腫脹をきたすことがある（**図63**）．内頸静脈が合流するよりも末梢の狭窄では内頸静脈を逆流することはないが，腕頭静脈に狭窄が出現すると内頸静脈を逆流し，顔面の片側のみが腫脹することもある．**図64**は，腕頭静脈の閉塞症例の血管造影であるが，内頸静脈を逆流していることがわかる．このような症例では，内頸静脈の逆流をエコーで確認することが可能である（**図65**）．鎖骨下静脈より中枢の狭窄はリニアプローブで描出することは困難で，コンベックスプローブもしくはセクタプローブを使用する（**図66**）．カラードプラで乱流を手掛かりに狭窄部を同定するが，エコーで確定診断をすることは困難であり，狭窄が疑われた場合は，血管造影や3DCTで確認する必要が生じる．狭窄（閉塞）をきたしやすい部位とその症状を**図67**にまとめた．

　上肢型静脈高血圧症の多くは，血流過剰を伴っ

95

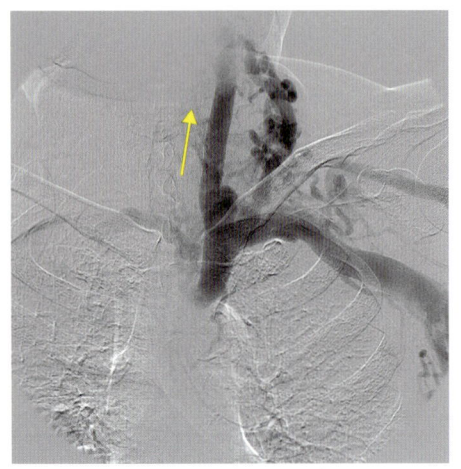

図64　内頸静脈の逆流（血管造影）
左内頸静脈の逆流が観察される（矢印）．

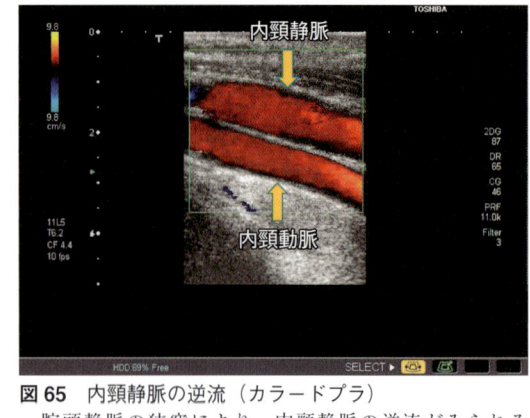

図65　内頸静脈の逆流（カラードプラ）
腕頭静脈の狭窄により，内頸静脈の逆流がみられる（内頸動脈と同方向の流れになっている）．（資料提供：近畿中央病院　小林大樹先生より）

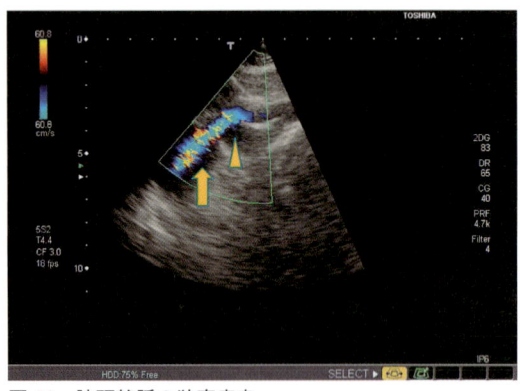

図66　腕頭静脈の狭窄病変
セクタプローブを用いて腕頭静脈の狭窄を描出．腕頭静脈（▲）のためジェット流（矢印）がみられる．（資料提供：近畿中央病院　小林大樹先生より）

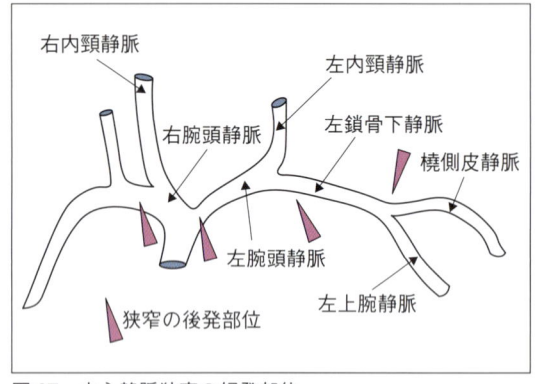

図67　中心静脈狭窄の好発部位

ている．600 mL/min 程度の血流では，たとえ鎖骨下静脈が完全閉塞していても，高度の上肢の浮腫を呈することはない．その一方，2,000 mL/min 以上の過剰血流を有する症例では，軽度の狭窄でも静脈高血圧症を呈する場合がある．

◆**上肢型静脈高血圧症のエコーのポイント**
1. 上肢だけでなく，前胸部の皮下静脈，顔面の浮腫，外頸静脈の怒張の有無をチェックする．内頸静脈の末梢と中枢では症状が異なる．

2. 中心静脈の狭窄はリニアプローブで描出することは困難であり，コンベックスもしくはセクタプローブを用いる．

3. 中心静脈に有意狭窄がなくとも，過剰血流が原因で静脈高血圧症をきたす場合がある．その場合は，バンディング手術が有効となるため，かならず血流量をチェックしておく．

グラフト感染

グラフトの感染は，生命に危険を及ぼすという意味で，VA合併症のなかでもっとも重要なものである．VAは穿刺して使用するものが多く，しばしば感染を呈する．特に，人工血管や留置カテーテルなど，人工物を用いたVAは感染率が高くなる．AVGの術中に感染するとグラフトと皮下組織の癒着が少ないため，グラフトに沿って感染が拡がる．ただし，手術に伴う感染は頻度が低く，穿刺部の感染が圧倒的に多い．

AVFにも感染を生じることがあるが，非常にまれである．AVFの感染は，軽度の発赤程度であれば保存的治療が可能であるが，破裂する危険がある場合は早急に外科治療を要する．

1）AVG感染の原因と起炎菌

グラフトの感染ルートには，①不完全な皮膚消毒に起因する術中感染，②術後の不十分な創処置により生ずる創感染，③術後創離開によるグラフト露出による感染，④穿刺時の不十分な消毒や止血操作に基づく感染，⑤他の疾患や手術による菌血症がもとで菌がグラフトにインプラントする場合などがある．そのなかでも，穿刺が原因で生じる感染がもっとも多い．

皮膚には常在菌があり，穿刺により常在菌が人工血管周囲の皮下組織に入り込む可能性がある．通常は，ある程度細菌が皮下組織に侵入しても免疫機能で排除されるが，透析患者は一般健常人と比べると免疫能が低下しており，感染が発症する可能性が高くなる．

抜針後は十分な止血を行い，皮下血腫を作らないよう注意する．穿刺ミスによって形成された人工血管周囲の血腫は，細菌の栄養源になり，爆発的に細菌が増加して感染が拡がる．感染の起炎菌はグラム陽性球菌が大部分で，そのうち，*Staphylococcus aureus*, *Staphylococcus epidermidis* によるものが大部分である．

2）グラフト感染の観察ポイント

まず，全身症状を把握する．感染による菌血症があるか否かは，その後の治療法に大きな影響を与えるからである．悪寒戦慄を伴う38.5℃以上の発熱があれば，菌血症を呈していると判断できる．VAが感染すると，菌が直接血中に播種されて菌血症を呈する．その一方，感染が人工血管の外部にとどまれば，菌血症を呈することはない．

グラフトが感染すると，局所の発赤，圧痛，排膿がみられる．図68のように，わずかに皮膚が膨隆して軽度の発赤にとどまるものから，図69のように著明な皮膚の変化を呈するものまでさまざまである．創部に膿が貯留すると，軟らかくなり，皮膚が菲薄化する．血管壁や皮膚が脆弱な場合は，血管が破裂して出血することがある．特に

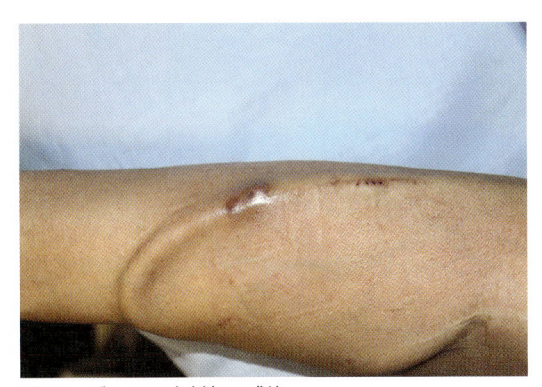

図68 グラフト穿刺部の感染
軽度の発赤がみられる．

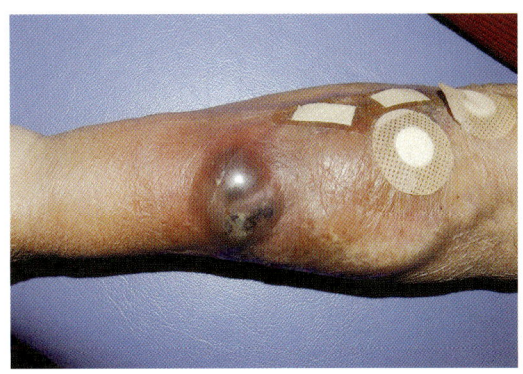

図69 グラフトの感染
広範囲の発赤と皮膚のびらんがみられる．

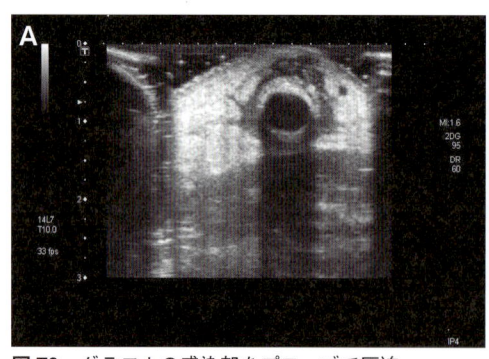

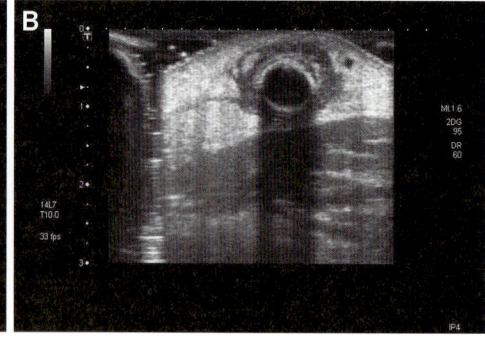

図70 グラフトの感染部をプローブで圧迫
感染グラフトの短軸像．
プローブを軽く当てた場合にみられるグラフト全面の低エコー領域（A）は，プローブで圧迫すると移動することがわかる（B）．

AVFの感染や仮性瘤の人工血管の感染では，出血の危険性が高いことを認識しておく．

3）グラフト感染におけるエコーの観察ポイント

多くの場合，臨床症状と局所所見で感染の診断が可能である．感染と鑑別すべき疾患は，血栓性静脈炎，壁石灰化の炎症，穿刺後の内出血，静脈高血圧症，グラフト移植後の一時的な炎症などである．いずれも皮膚に発赤がみられるため，鑑別を要す．

感染部は，低エコー領域として描出される．膿が貯留している場合は，圧迫することで液が移動する（**図70**）．また，膿が貯留していなくても，不良肉芽を形成すると低エコー領域として描出される．

低エコー領域は，グラフト全周性，前壁だけ，側壁だけなどその程度でさまざまである．低エコー領域がない場合は，単なる炎症による皮膚の変化の可能性がある．感染の拡がりはエコーだけで診断することはできず，局所所見，血液検査，全身状態を総合して診断することになる．

症例を提示する．

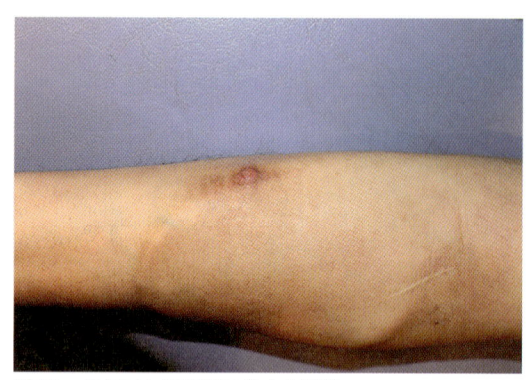

図71 グラフト穿刺部の発赤と膨隆

症例1
(1)主訴

65歳男性．糖尿病腎症からの慢性腎不全で，2年6カ月前に血液透析導入となった．2年前に左前腕にグラフト（ポリウレタンとPTFEのコンポジットグラフト）を移植して透析を受けていた．悪寒戦慄が出現し，38.5℃の発熱が出現した翌日に，返血穿刺部に発赤を認めた．圧痛もあり，グラフト感染と判断して抗菌薬を投与した．その後排膿したが，2日間で排膿はみられなくなった．しかし，発赤が続くため当院を受診した．

(2)理学所見

脱血穿刺部に一致して，発赤と膨隆がみられた．膨隆部はやや軟らかい．軽度の圧痛を認めた．発熱がないため，1週間抗菌薬を投与して経過をみたが，発赤は消失せず（**図71**），手術が必

7．さまざまな合併症

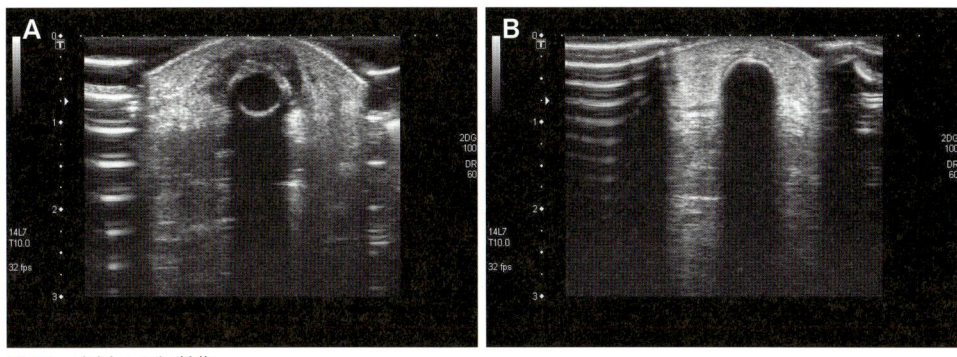

図72 症例1の短軸像
A：感染部．グラフトの前壁に不均一な低エコー領域を認める．
B：非感染部．グラフト周囲には低エコー領域を認めない．

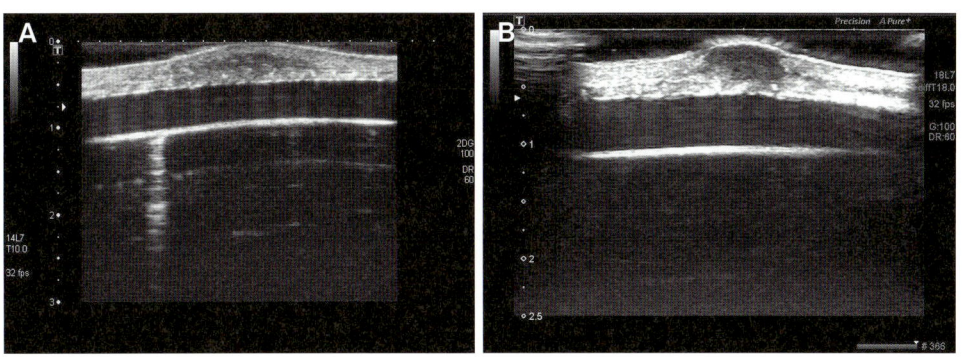

図73 症例1の長軸像
A：初診時．グラフトの前壁にわずかに低エコー領域を認める．
B：初診から7日後．グラフト前壁の低エコー領域は限局化している．

要と判断した．

(3) 超音波所見および経過

グラフトの前壁に低エコー領域を認めた（**図72**）．本症例は抗菌薬を1週間投与した．その後のエコーでは，グラフト前壁の低エコー領域は限局化されていたが，皮膚に突出するようになっていた（**図73**）．そこで，**図74**のようにグラフトバイパスを行い，感染したグラフトを抜去することとした．

(4) 解説

本症例は，典型的な穿刺部感染である．この程度の限局した感染で，菌血症がなければ，グラフトの部分抜去＋バイパス術が可能である．この場合，低エコー領域が消失した部位から2〜3 cmは離して吻合する必要があり，そのため，感染巣そのものだけでなく非感染部までエコーで観察することが重要となる．

症例2

(1) 主訴

72歳女性．糖尿病腎症による慢性腎不全で3年前に血液透析導入となり，6カ月前に右前腕にグラフトを移植して透析を行っていた．当院来院の5日前にグラフトの一部（返血穿刺部）に発赤を認め，38℃の発熱があったため，抗菌薬が処方された．発赤は軽快したが，静脈吻合部方向に皮疹が拡がってきたため，当院を受診した．

(2) 理学所見

来院時，皮膚の発赤は軽快していたが，初感染巣を中心にグラフト移植部に沿って皮疹と浮腫が

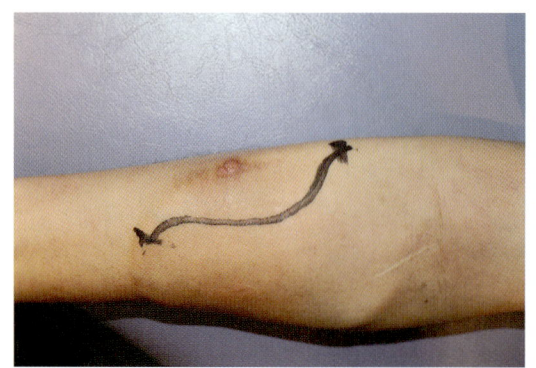

図74 グラフトバイパスの範囲

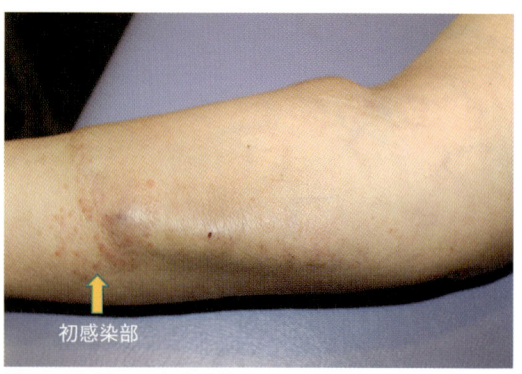

図75 症例2の皮膚所見
初感染部

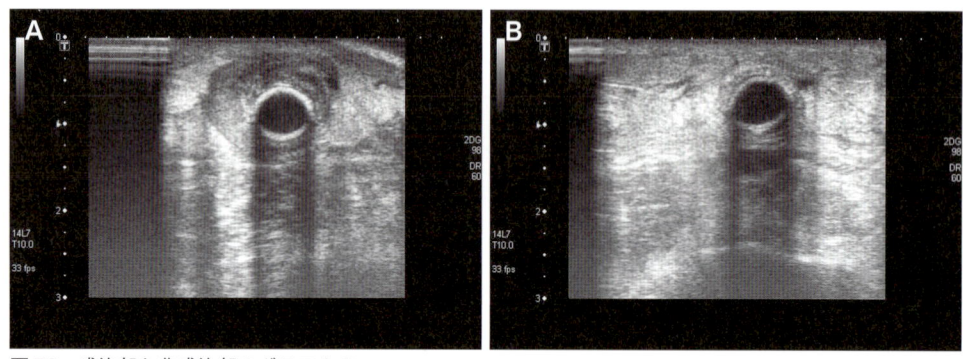

図76 感染部と非感染部のグラフトのエコー
　A：感染部．グラフト全周に低エコーの均一な領域を認める．
　B：非感染部．グラフト周囲に低エコー領域は認めない．

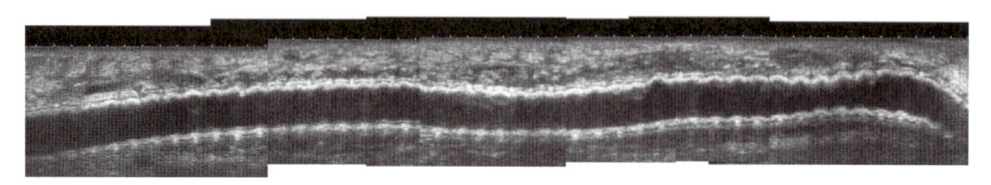

図77 感染部のグラフトの長軸像
　グラフトの長い距離にわたり，前面から後面にかけて低エコー領域を認める．

みられた（**図75**）．発熱はなかった．

(3)超音波所見および経過

短軸では，グラフト周囲に低エコー領域を認めた．均一な低エコーであり，液状ではなかった（**図76**）．長軸では，皮疹を生じた部位に浮腫状の低エコー領域を認めた（**図77**）．本症例は，入院にて2週間抗菌薬を静注したところ，浮腫および皮疹は次第に消失した．その後，抗菌薬を中止しても再発はみられなかった．

(4)解説

本症例は，初感染部からグラフトに沿って感染が拡がったと考えられる．皮膚の発赤は軽度であるが，グラフトに沿って浮腫がみられる．抗菌薬を早期に投与したため，軽度の感染で収束したものと考えられる．グラフト感染の基本は外科手術であるが，本症例のように，厳重に経過観察する

7. さまざまな合併症

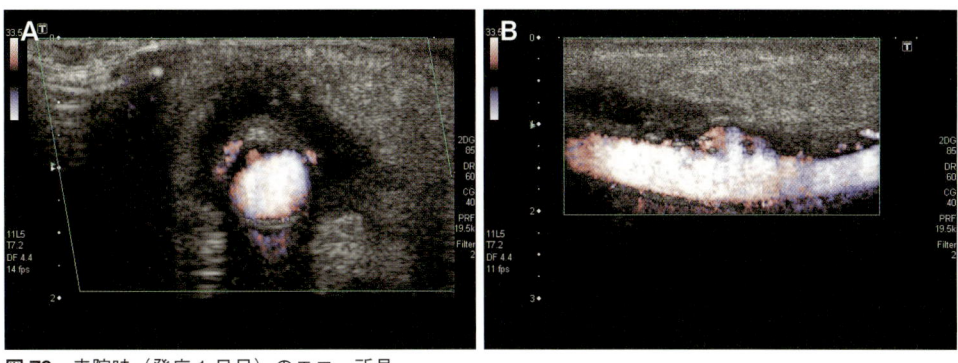

図78 来院時（発症1日目）のエコー所見
グラフトの前壁を中心として，低エコー領域を認める．

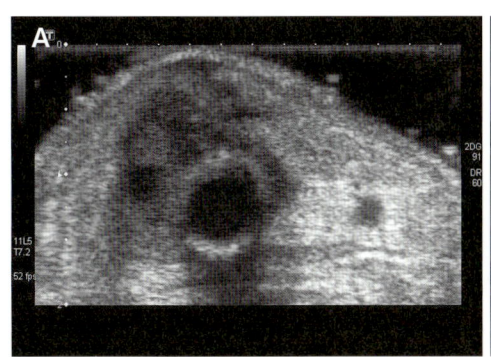

図79 発症6日目（感染拡大）
A：短軸像．B：長軸像．
グラフト周囲の低エコー領域は拡大している．

ことで保存治療で治癒する症例もある．

次に，感染から仮性瘤を呈したため，手術を行った症例を提示する．

症例3
(1)主訴
66歳男性．左前腕のグラフトを穿刺して透析を行っている．透析クリニックにて人工血管穿刺部の発赤と膨隆を認めたため，抗菌薬投与を開始し，翌日当院を受診した．

(2)理学所見
穿刺部に軽度の発赤と圧痛があり，グラフト感染と診断した．

(3)超音波所見および経過
グラフト前壁に低エコー領域を認め，液体の貯留があると考えられた（図78）．抗菌薬投与を続けながら，5日後に再度受診．エコーでは低エコー領域が拡大したため（図79），手術適応と判断し，さらに抗菌薬の投与を継続した．その5日後に手術のために再度来院．肉眼では感染は収束傾向にあり（図80），エコーでも低エコー領域が縮小していたため（図81），ひき続き経過をみることとした．2週間後に再診した際はさらに縮小していたため，抗菌薬を中止して経過をみていた．

発症から2カ月目に再診したところ，グラフト前壁の感染部にシャント血の流入がみられたが，感染や破裂のおそれはないと判断し，経過観察した（図82）．しかし，その3カ月後のエコーで，仮性瘤の増大傾向を認めた（図83）．手術が必要と判断し，グラフト部分切除＋グラフトバイパス術を施行した．

101

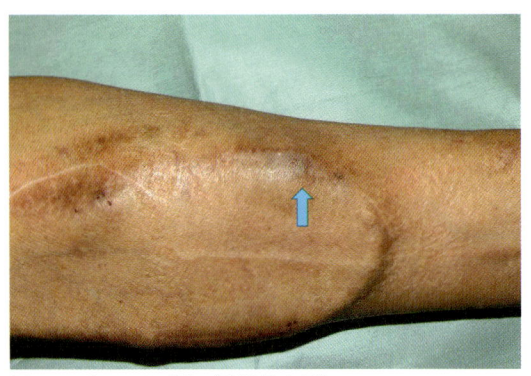

図80 グラフト感染（手術予定日）
手術を予定していたが、感染部（矢印）の皮膚発赤が消失しており、縮小傾向にあった。

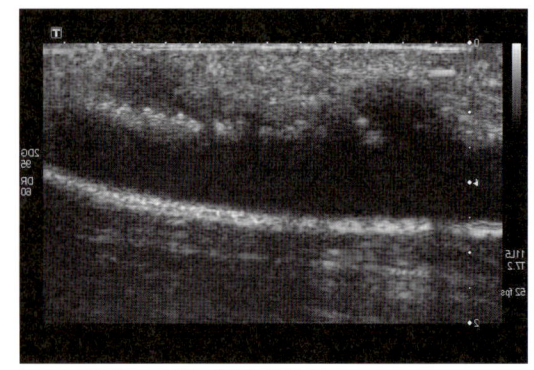

図81 発症11日目（感染部縮小）
前回みられたグラフト前壁の低エコー領域は縮小した。

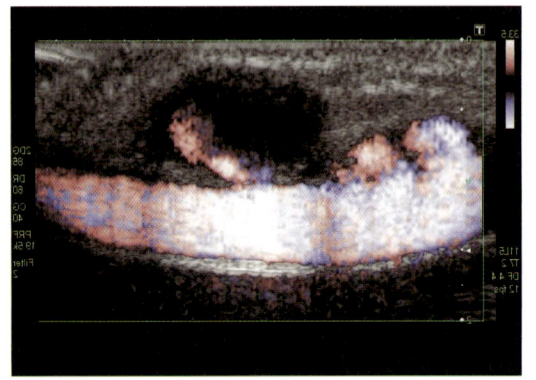

図82 発症2カ月目（仮性瘤）

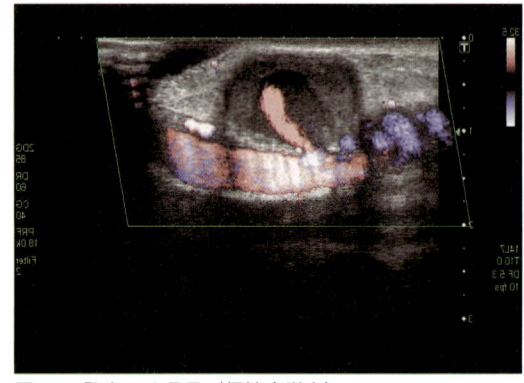

図83 発症5カ月目（仮性瘤増大）
グラフト前壁の仮性瘤は増大していた。前壁には壁在血栓を認める。

(4) 解説

本症例は、感染部に血腫が生じ、それがグラフトと再度交通して仮性瘤を作ったものと考えられる。このような症例は多くはないが、感染部に血腫が残存すると仮性瘤を形成する可能性があることを念頭にいれておく必要がある。

◆グラフト感染のエコーのポイント

1. グラフト感染は、局所的であっても菌血症をきたす可能性があり、局所だけでなく、全身状態をチェックして治療方針を立てることが必要である。

2. グラフト感染の多くは、穿刺を契機に発症する。清潔な穿刺操作はもちろんのこと、穿刺ミスや止血不良で血腫を形成させないことが重要である。

3. エコーでは、感染部だけでなく非感染部も観察し、グラフトバイパスが可能な部位を提示する。

4. グラフト感染は、厳重に経過観察を行い、必要があれば迷わず手術を行うことが重要である。エコーによるグラフト周囲の低エコー領域の変化を十分に観察する。

5. 閉塞したグラフトに感染をきたすことがあるため、時々は閉塞グラフトを観察しておくことが重要となる。

7. さまざまな合併症

コラム

ここに，さまざまなタイプのグラフト感染および感染と鑑別を要する病態を呈示する．

1. 縫合糸膿瘍

静脈間にグラフト（PEP）を移植した症例である．術7カ月目に，**図A**のように静脈吻合部に発赤を認めた．皮膚は軟らかく，内部が液状化していることが推察される．発熱はなく，WBC，CRPの上昇もみられなかった．発赤部の違和感はあるが，痛みは訴えていない．

エコーの短軸では，グラフト内側の前面に低エコー領域がみられた．長軸では，吻合部に一致して低エコー領域を認めた（**図B**）．縫合糸膿瘍がもっとも疑われた．抗菌薬を処方したところ，2日後に自壊して排膿したため，創部が落ち着くのを待ってから，グラフト部分摘出＋グラフトバイパス術を施行した．

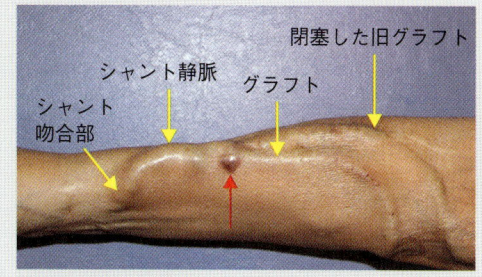

図A 縫合糸膿瘍
グラフトと静脈の吻合部に発赤と膨隆がみられる（赤矢印）．

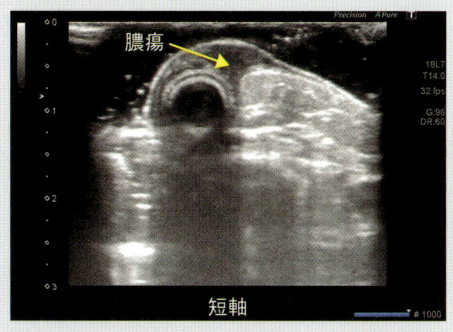

図B 縫合糸膿瘍のエコー所見
グラフト移植7カ月目の症例．静脈間にグラフトが移植されている．エコーでは，吻合部に一致して低エコー領域を認め，縫合糸膿瘍と考えられる．免疫能が低下して，症状が出現したものと考えられる．

2. 不良肉芽

症例は，上腕にグラフト（PEP）が移植されているが，すでに閉塞している．最初，旧穿刺部の発赤と膨隆がみられ，その後排膿，皮膚のびらんが進行し，不良肉芽を認めるようになったため受診した（**図C**）．不良肉芽部位から排膿がみられた．エコーでは，不良肉芽は均一な低エコー領域として描出された（**図D**）．グラフト全抜去術を施行した．グラフト内に膿が充満しており，培養ではCoagulase-negative staphylococciであった．

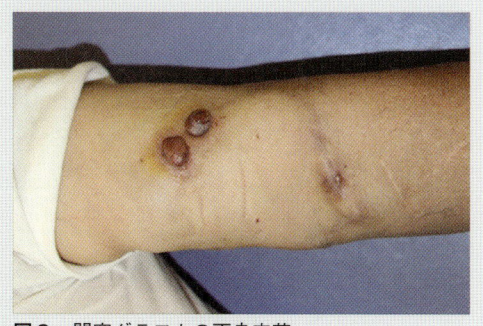

図C 閉塞グラフトの不良肉芽
グラフトに沿って2カ所に大きな不良肉芽を認める．肉芽からは排膿を認めた．

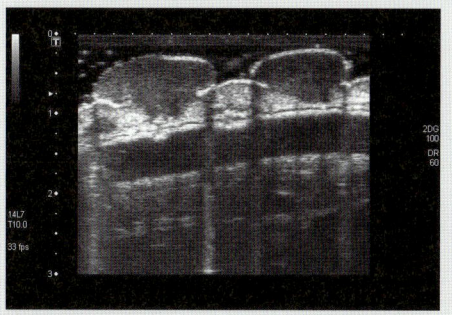

図D 超音波所見
皮膚から突出するような低エコー領域を認める．

（次ページへ続く）

3. グラフトの露出

症例は，閉塞したグラフトの感染に対して当院で治療をした患者である．左前腕にループ状にグラフトが移植されている．前腕および上腕部から排膿がみられたため抗菌薬を処方していたが，皮膚が自壊したため当院を受診した．前腕は全体的に発赤が強く，一部皮膚が自壊している（図E）．また，上腕尺側皮静脈吻合部近傍でグラフトが露出している．

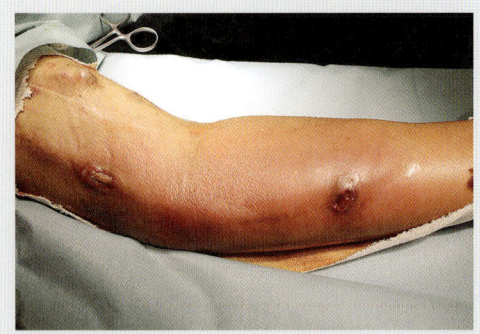

図E　皮膚の自壊とグラフトの露出がみられた症例

4. 感染と鑑別が必要な血腫

上腕にPTFEグラフトが移植されているが，3週間かけて次第にグラフト周囲が膨隆したため，感染が疑われて当院を受診した．膨隆部はやや硬く，軽度の発赤は認めたが，圧痛は認めなかった（図F）．発熱はなく，WBCは正常範囲，CRPは0.5 mg/dLであった．

エコーでは，グラフト周囲に低エコー，高エコーの混在するmassを認める．このmassは硬く，プローブで圧迫しても移動しなかった（図G）．これがグラフト感染とすると発熱などの全身症状が必発であり，経過から考えて感染は考えにくい病態であり，グラフト周囲の血腫と診断した．

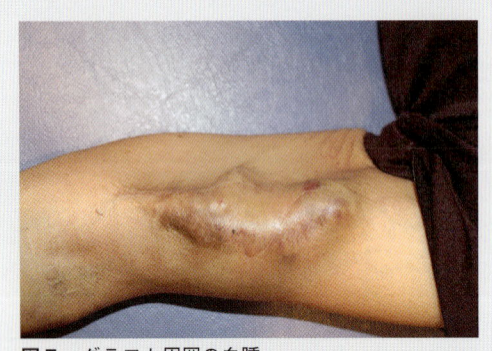

図F　グラフト周囲の血腫
上腕にグラフトがカーブ状に移植されている．感染徴候はなく，グラフト周囲の血腫と考えられた．

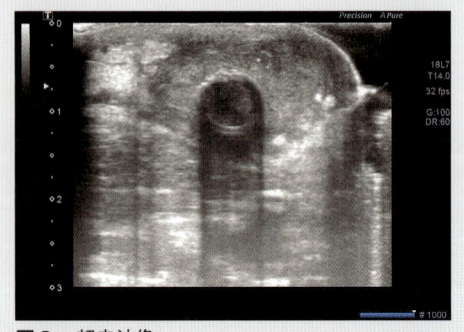

図G　超音波像
グラフト周囲に，内部がモザイク状の領域を広範囲に認める．

8 穿刺とエコー

　バスキュラーアクセスにおいて，穿刺トラブルに対する超音波での精査依頼を受けることは多い．同じ穿刺部位であっても，スタッフによっては穿刺困難と感じる場合と，問題なく穿刺できると感じる場合があり，穿刺困難の依頼には主観的な要素も含まれている．検者は実際には穿刺を行わないため，依頼内容を具体的にイメージすることが困難であり，「いったいどこをポイントにレポートを作成すればよいのか？」といったことに悩むことも少なくない．

　シャントの穿刺方法には決まったものはない．なるべく広範囲に穿刺することが望ましいが，穿刺が容易な部位は限られているため，しばしば穿刺部位が集中してしまう．

　図1は前腕末梢のAVF症例であるが，前腕から上腕にかけて，静脈の広い範囲に穿刺痕を認める．吻合部の5～6cm中枢と肘の3cm中枢には新しい穿刺痕があり，現在はこの部位を中心に穿刺していることがわかる．図2はグラフトの症例であるが，広範囲に穿刺痕を認める．図3はタバチエールシャントで，静脈走行は良好にわかる．しかし，前腕穿刺痕は2カ所のみであり，その部位はわずかに瘤化している．

　このように，穿刺痕から現在の穿刺部を予測することが必要であるが，判明しない場合は，透析スタッフや患者から穿刺部位を教えてもらうことになる．

ボタンホール穿刺

　通常穿刺のほかに，ボタンホール穿刺と呼ばれている穿刺法がある．何回かまったく同じ部位に穿刺することによって1つのルートを作製するもので，ルートができあがれば，そこに先端が鈍の針を挿入していくことができる．そのような穿刺法を用いることによって血管のダメージを少なく

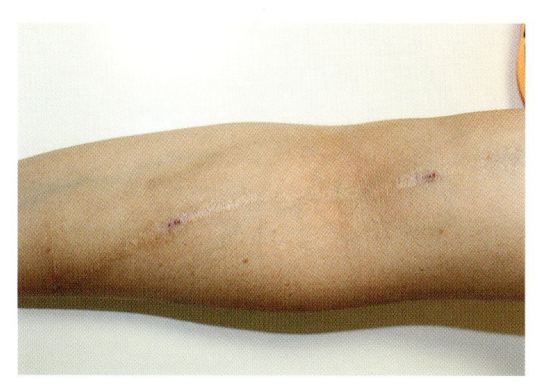

図1　前腕AVF症例
　血管に沿って広範囲に穿刺痕を認める．瘤の形成はない．

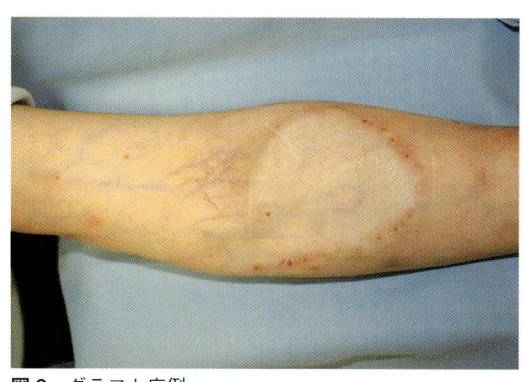

図2　グラフト症例
　前腕に人工血管（グラフト）が移植されている．穿刺痕が広い範囲にみられる．

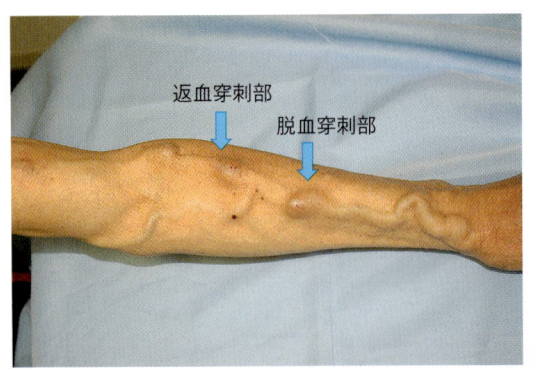

図3　タバチエール内シャント症例
　前腕2カ所に穿刺部（矢印）が集中している．

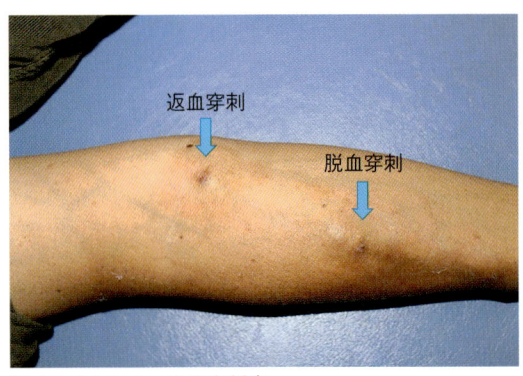

図4　ボタンホールの穿刺痕

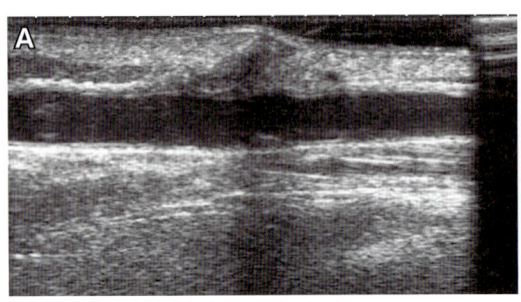

図5　ボタンホール穿刺における変化
　A：脱血側，B：返血側．

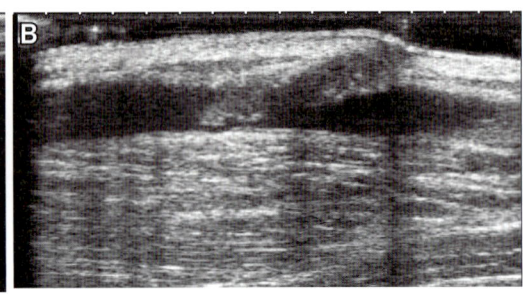

して，穿刺の痛みを軽減することが可能となるのである．ボタンホール穿刺を導入している施設は少ないが，エコーでは特徴的な像を示すので，提示する．

　図4の症例は，CAPDから血液透析に移行して4年目の患者であるが，2年前より在宅透析を行っている．自分で静脈穿刺を行う場合，ボタンホール穿刺は有用となる．前腕末梢のAVFで，前腕にボタンホール穿刺部が2カ所にみられる．ボタンホール作製当初は単なる穿刺痕としてみられるが，長期にわたって穿刺すると，火山孔のように少し盛り上がることが多い．この症例では，脱血穿刺部の皮膚がわずかに盛り上がっていた．エコーでは，皮膚から穿刺部まで，低エコー領域を認めるのが特徴となる．脱血部と比べると，返血部の方が皮膚に平行な低エコー領域を認める（図5）．最初に穿刺する時の角度によって，このような相違がみられる．良好なボタンホール穿刺では血管内には変化がみられないが，しばしば穿刺ルートに高エコー領域を認める（図5）．このような高エコー領域は，良好な穿刺ルートが形成されずに，針で周囲の組織を損傷することによって炎症が生じて形成されるものと考えられる．この症例では，返血側の高エコー領域が血管内腔に突出し，内腔狭窄の原因となっている．

穿刺部血管の瘤化

　狭い範囲で穿刺を繰り返すと，前壁が脆弱となり，瘤化することが多い．図6は，前腕の吻合部に瘤を伴ったAVFで，肘窩から上腕尺側皮静脈までグラフトが移植されている．グラフトバイパス後の定期受診で来院したが，前腕中央部の脱血穿刺部に発赤がみられたため，エコーで精査した．穿刺部の前壁にわずかな隆起がみられる．また，皮膚直下に低エコー領域があり，穿刺部の炎

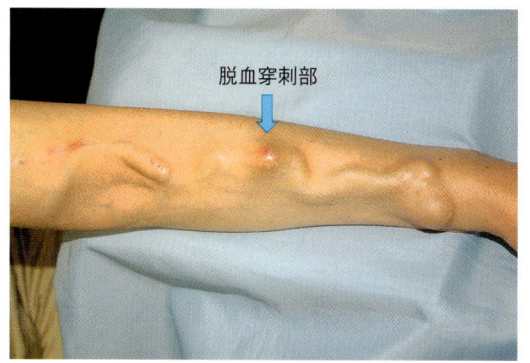

図6 前腕吻合部に瘤を伴ったAVF症例
集中して穿刺している部位に皮膚の炎症を認める．

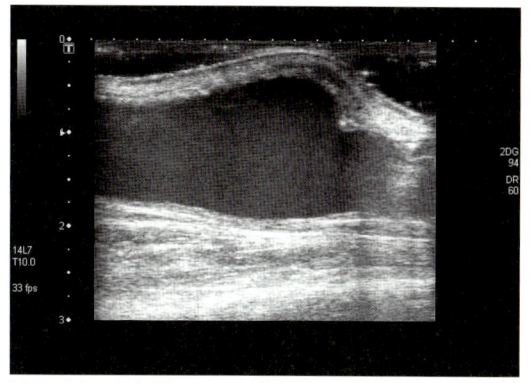

図7 図6の症例のエコー所見
穿刺部は血管がわずかに瘤化しており，皮下に低エコー領域を認める．

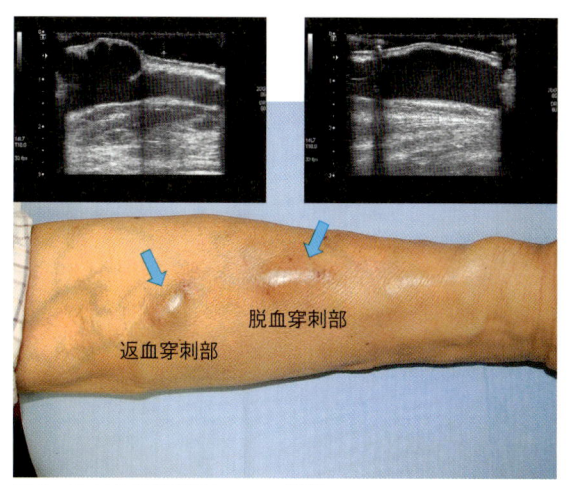

図8 2カ所の穿刺部とエコー所見
返血穿刺部の止血不良で受診．視診では脱血穿刺部も返血穿刺部も相違ないが，エコーでは返血穿刺部に仮性瘤を認めた．

症をきたしていることがわかる（**図7**）．

図8の症例は，2カ所に集中して穿刺しているが，返血穿刺部で，抜針後の止血時間の延長を主訴に受診した．視診ではどちらも同様な隆起として観察されるが，エコーでは返血側の前壁に嚢状の瘤を認めた．瘤は皮膚からの距離も近いため，止血不良をきたしたものと考えられた．穿刺部変更を推奨するレポートを作成した．

肉眼では明らかな瘤を認めないこともあり，注意が必要である．**図9**は前腕にループグラフトが挿入されているが，一見，瘤はみられない．しかしエコーで精査すると，グラフトの内側に仮性瘤を認めた（**図10**）．このような瘤は1方向からの長軸走査では判明しないため，かならず短軸でも走査することが重要となる．短軸で瘤を確認したら，側面からプローブを当て，瘤を確認することが重要となる．

穿刺困難症例

皮膚からわかるのは血管の外径であるが，内膜肥厚によって血管内腔狭窄をきたすと，穿刺困難が生じる．**図11**は，穿刺困難の精査目的で受診した症例である．触診では，血管が太く触れるが，やや硬い印象があった．エコーでは，高度の内膜肥厚を認めた（**図12**）．特にこのような症例では，穿刺するスタッフは太い血管と認識するので，穿刺ミスの原因が判明しないことも多い．

血管が深い位置に走行していて，穿刺困難を呈することも少なくない．**図13**は，他院にて前腕肘窩に上腕動脈と前腕正中皮静脈を吻合してAVFを作製したが，ほとんどの血流が上腕静脈に流入したため，穿刺困難となった．そこで，上腕静脈の表在化手術を施行したが，表在化が不十分で穿刺困難が続くため，当院に受診となった．

エコーでは，肘部で上腕静脈にシャント血流が流入していたが，表在化が不十分であり，深い位

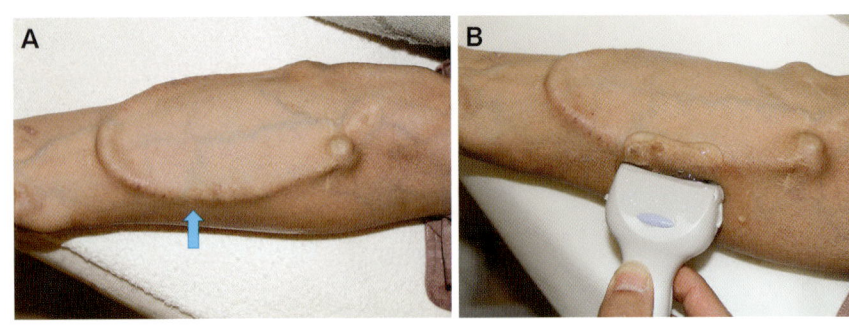

図9 前腕ループグラフト
 A：前腕ループグラフト症例．矢印の部位に仮性瘤を認めるが，肉眼では判明しない．
 B：プローブを皮膚に平行に当て，瘤を描出している．

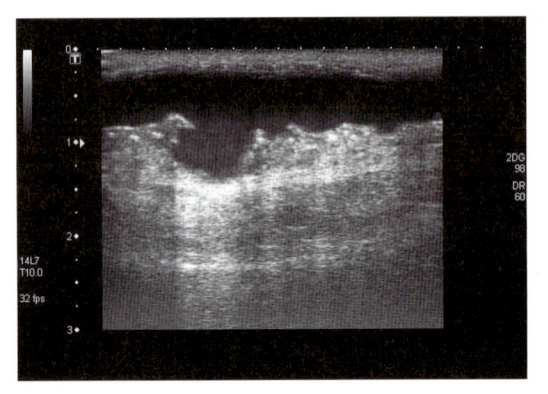

図10 図9のエコー所見
 直径約1cmの仮性瘤を認める．

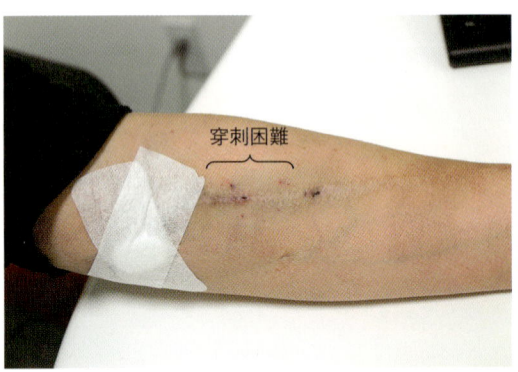

図11 前腕中央部，橈側皮静脈の穿刺困難症例

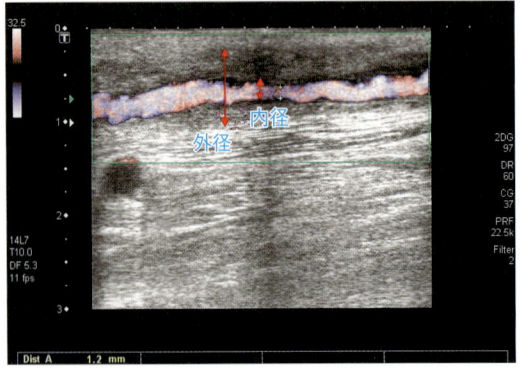

図12 穿刺困難部のエコー所見
 血管外径は太いが，内膜肥厚が著明で，内径が細い．そのために穿刺困難をきたした．

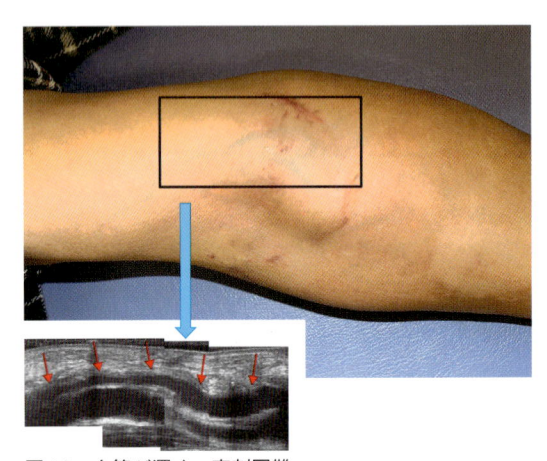

図13 血管が深く，穿刺困難
 肘下でAVFが作成されたが，深部静脈に血液が流入し穿刺困難を生じたため，静脈の表在化手術を施行したが，穿刺困難が続くため受診．深部静脈（矢印）は非常に深い位置を走行しており，上腕動脈にも隣接している．

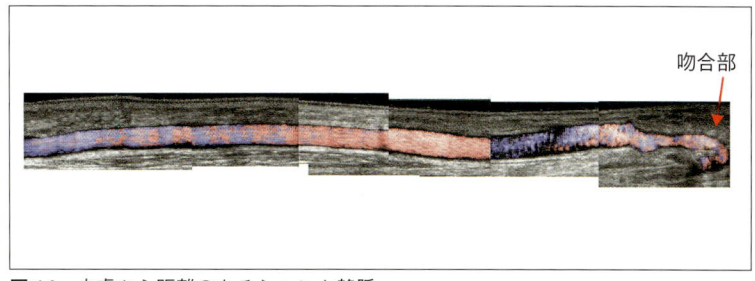

図14 皮膚から距離のあるシャント静脈
静脈は良好に拡張しており，血流量も良好であったが，皮膚からの距離があり穿刺困難をきたした症例．このような症例では皮膚面も描出することが重要となる．

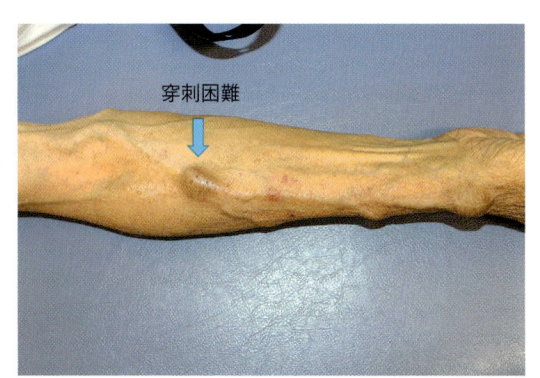

図15 タバチエール内シャント症例
瘤化した穿刺部が穿刺困難で来院した．

図16 図15の症例のエコー所見
穿刺部瘤内に血栓を形成していた．

置を走行していた．スリルは良好で，上腕動脈血流量も1,200 mL/minと十分にあったが，このシャントでは透析を継続することが困難であると判断した．

もともと，皮下組織が多く，静脈が深い位置を走行している場合も穿刺は困難となる．たとえ静脈が太くても，わずかな針先の角度のずれで針が血管からずれるからである．このような症例では，ゼリーを多く塗布して，皮膚面が描出されるようにエコーを行うことが重要となる（**図14**）．皮膚を圧迫すると，血管の深さを過小評価する可能性があるからである．穿刺するスタッフは，皮膚の上から血管をみて，触診して，血管の状態を予測して穿刺しているが，実際の血管とは異なっていることも多い．穿刺トラブルに対する検査としては，血管周囲の状態が明瞭に描出できる超音波検査は有用である．

穿刺部の血栓形成

穿刺部にはときに血栓形成を認めるが，これも穿刺困難の原因となる．**図15**はタバチエール内シャントの患者であるが，前腕の1カ所に脱血穿刺部が集中している（返血部は上腕橈側皮静脈）．前腕の脱血穿刺部の穿刺困難（針が進みにくい）と，脱血不良の精査目的で受診した．穿刺部は膨隆しており，小さな瘤を形成している．触診では，この瘤は硬く触れ，血管壁肥厚や壁在血栓が疑われた．穿刺部は瘤化して，皮膚の変化もみられた．エコーでは，穿刺部に血栓形成を認めた（**図16**）．

図17は，前腕肘窩で作製したAVFである．

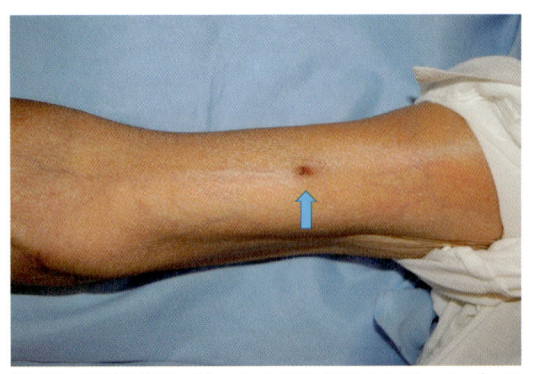

図17 橈側皮静脈（シャント血流は流入していない）の穿刺困難症例
穿刺部皮膚に発赤を認める.

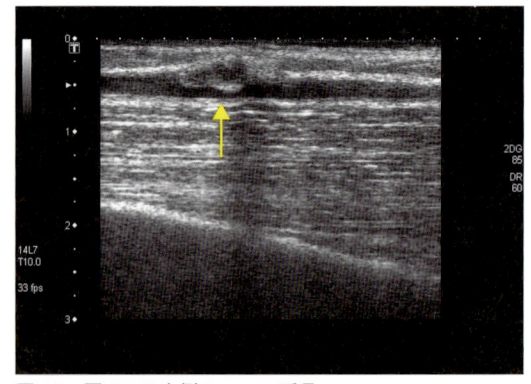

図18 図17の症例のエコー所見
穿刺部前壁に血栓様の腫瘤を認めた（矢印）.

シャント血流のすべてが，肘正中皮静脈から上腕尺側皮静脈に流入している．肘正中皮静脈で脱血し，上腕橈側皮静脈に返血しているが，返血部の穿刺困難があり受診となった．現在返血穿刺部としている上腕橈側皮静脈には，ほとんどシャント血流は流入していない．血管全体も非常に細い．エコーでは，穿刺部に一致して，血管前壁に血栓様の腫瘤を認める（**図18**）．頻回穿刺によって生じた変化であり，穿刺部変更が必要となった．

穿刺部からのリークと血腫形成

穿刺による急性の変化としては，穿刺部からのリーク（漏出）とそれに伴う血腫がある．エコーが依頼される場合は，すでにリークはなく，血腫のみがみられることが多い．

図19の症例は，止血時に血液がリークして膨隆した．止血したため精査目的で3日後に当院を受診した．血管前壁に低エコーと高エコーの混在した大きな腫瘤を認め，血腫であることが判明した．この症例では血管内腔が保たれていたが，**図20**は穿刺部の前壁に急性の血腫が形成され，血管内腔の狭小化が著しい．シャントスリルがおおむね良好であったため経過観察したところ，1週間後には血腫のほとんどが吸収され，狭窄も消失していた．本症例は問題なかったが，血腫形成

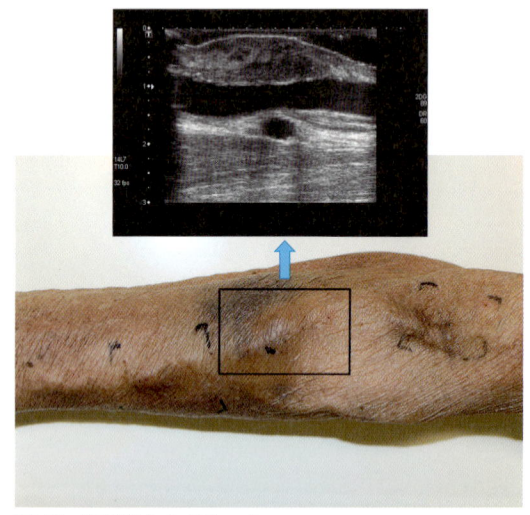

図19 穿刺部からのリーク
穿刺ミスによって前壁に血腫が形成されている.

後にシャントスリルが低下する場合は，緊急のPTAが必要になる．血腫は穿刺ミス直後に形成される．**図21**をみてみよう．この症例は，PTAのためにシースを挿入したが，その時に後壁に血腫を形成した（血腫形成直後であり，まだシースを観察することができる）．

図22はエコーガイド下PTA後の止血時に皮膚が膨隆したため，エコーで精査した症例であるが，リークした部位を描出することができる．この場合は，プローブを用いてリークした部位を圧迫することによって，リークの消失を確認するこ

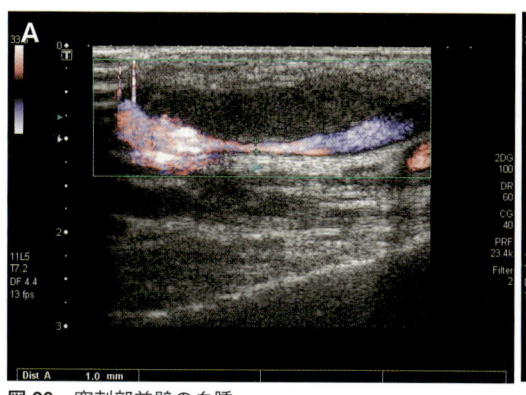

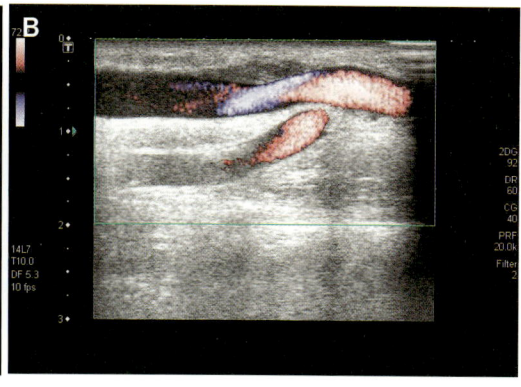

図20 穿刺部前壁の血腫
　血腫形成直後（A）は，前壁に巨大な血腫を形成して内腔の狭小化がみられたが，血腫形成1週間後（B）はほとんど消失しており，内腔の狭窄はみられなかった．

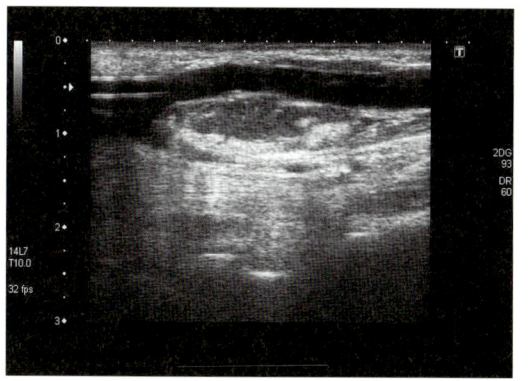

図21 血管後壁の血腫
　PTA時の血管穿刺で血管後壁に血腫を形成した．左側にシースを認める．

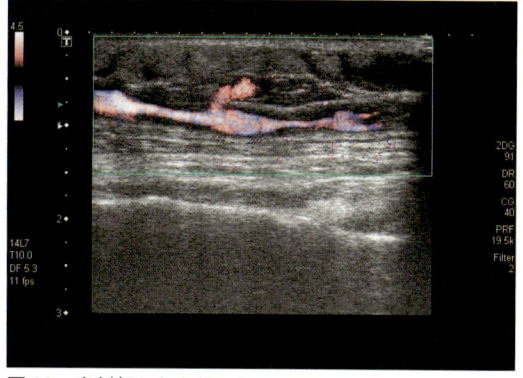

図22 穿刺部からのリーク

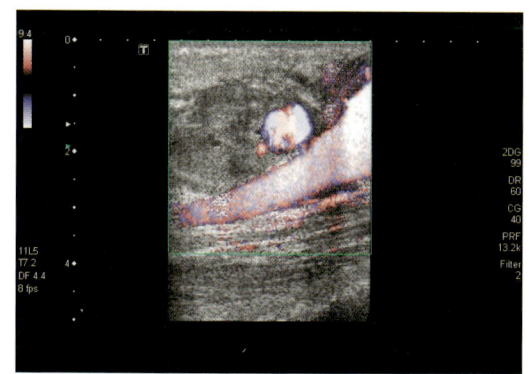

図23 深部静脈の誤穿刺による前壁の血腫形成
　一部に血液の流入がみられる．

とが可能である．
　穿刺ミスによって形成した血腫に血液の流入が続くと，仮性瘤を形成する．**図23**は深部の静脈を誤穿刺した後に血管の前面の血腫を形成した．一部に血液の流入が認められる．このまま流入が続くと瘤を形成するため，30分間圧迫止血を続けた．約1カ月後にエコーを施行したところ，血腫は残存しているが，仮性瘤は形成していないことが判明した（**図24**）．

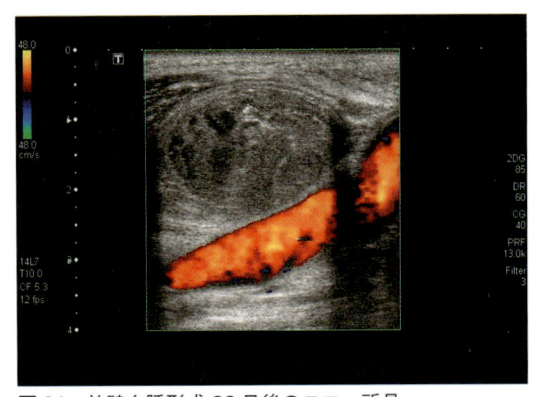

図24 前壁血腫形成23日後のエコー所見
血管前壁に血腫を認めるが,仮性瘤は形成していなかった.

穿刺とエコーのまとめ

1. 穿刺によって血管の瘤化や壁在血栓をきたすことがあるが,かならずしも視診や触診で診断することはできない.理学所見で異常がない部位でも,特に穿刺部はエコーで詳細に観察する必要がある.　2. 穿刺困難の場合は,エコーで血管径,皮膚からの距離,血管周囲の状態,壁在血栓などを確認することが重要となる.

3. 穿刺ミスにより血管周囲に血腫を形成することがある.リークがあるのか? 仮性瘤を形成しているか? 血管内腔の狭小化がないか? などをエコーで精査する必要がある.

索 引

和文索引

あ
圧迫法……………………………… 12

う
うっ血……………………………… 12

か
カテーテル………………………… 1
カプラ……………………………… 22
カラードプラ………………… 29, 43
加速時間…………………………… 27
仮性瘤………………… 72, 83, 86
過剰血流………………………… 13, 39
角度補正…………………………… 23
拡張末期血流速度………………… 27
感染………………………………… 72

き
起炎菌……………………………… 97
機能評価…………………………… 22
虚血………………………………… 12
狭窄………………………… 14, 41, 45
狭窄の確認………………………… 17
狭窄の好発部位…………………… 44
狭窄部……………………………… 5

く
グラフト………………………… 22, 63
グラフトの瘤……………………… 86
グラフトの露出…………………… 104
グラフト移植……………………… 66
グラフト感染………………… 97, 102
グラム陽性球菌…………………… 97

け
外科的血栓除去術………………… 77
血管の観察………………………… 5
血管拡張術………………………… 77
血管径……………………………… 24

血管収縮………………………… 41, 42
血管走行…………………………… 5
血管抵抗指数………………… 22, 26
血管内部分血栓…………………… 73
血管分岐………………………… 5, 14
血管分岐後の血栓………………… 74
血腫………………………… 104, 110
血清腫……………………………… 72
血栓………………………………… 73
血栓性静脈炎……………………… 12
血栓性閉塞………… 73, 74, 77, 84
血流量……………………… 22, 26, 71
血流量測定………………………… 68

こ
コンポジットグラフト………… 65, 66

さ
サンプルボリューム……………… 23
再循環……………… 28, 45, 58, 62
再循環率…………………………… 58

し
シャント…………………………… 1
シャントフロー…………………… 34
シャント感染……………………… 12
シャント血栓……………………… 81
シャント静脈……………………… 31
シャント閉塞……………………… 13
視診………………………………… 5
自己血管内シャント……………… 1
時間平均血流速度………………… 26
時間平均最大血流速度…………… 26
尺側皮静脈………………………… 29
尺骨動脈…………………………… 29
手根管症候群……………………… 12
手指の観察………………………… 12
収縮期最高血流速度……………… 27
上肢型静脈高血圧症………… 95, 96
上肢挙上法………………………… 16
上腕橈側皮静脈………………… 56, 57

上腕動脈…………………………… 29
上腕動脈血管抵抗指数…………… 22
上腕動脈血流量…… 22, 45, 46, 51, 60, 61
上腕動脈高位分岐………… 29, 40
静脈の走査………………………… 31
静脈の蛇行………………………… 38
静脈圧………………………… 57, 69
静脈圧上昇……… 37, 45, 52, 57
静脈拡張…………………………… 17
静脈高血圧症………………… 12, 89
静脈吻合部狭窄…………………… 53
静脈弁肥厚………………… 41, 43
触診法……………………………… 12
真性瘤……………………………… 83
深部静脈交通枝………………… 36, 37
人工血管………………………… 22, 63
人工血管狭窄……………………… 77
人工血管内シャント……………… 1

す
スチール症候群…………………… 12
ストレートグラフト……………… 66
スリル……………………… 12, 13

せ
石灰化……………………………… 41
穿刺トラブル……………………… 105
穿刺困難………………………… 67, 72
穿刺困難症例……………………… 107
穿刺部……………………………… 5
穿刺部血栓形成…………………… 108
前腕型静脈高血圧症………… 92, 94

そ
ソアサム症候群………… 12, 44, 89, 90, 91
早期穿刺…………………………… 65
側々吻合………………………… 10, 39
側端吻合…………………………… 39
側副静脈…………………………… 16

た

タバチエール内シャント …… 5, 6, 8, 9, 11, 105
蛇行血管 …… 38
脱血穿刺部 …… 37
脱血不良 …… 37, 45, 51
短軸走査 …… 29

ち

チーム医療 …… 4
肘窩 AVF …… 36
肘正中皮静脈 …… 37
長軸走査 …… 29
超音波検査 …… 1
超音波ゼリー …… 22
聴診 …… 21

と

ドプラ波形 …… 22
透析 …… 2
橈骨動脈 …… 29
橈側皮静脈 …… 37
動脈の走査 …… 30
動脈の蛇行 …… 39
動脈圧迫法 …… 18
動脈表在化 …… 1

な

内シャント …… 29
内膜間距離 …… 24
内膜肥厚 …… 41

に

入射角度 …… 23

は

バスキュラーアクセス …… 1
パルスドプラ波形 …… 22
拍動 …… 13

ひ

非シャント …… 1

ふ

不良肉芽 …… 103
浮遊血栓 …… 73, 77
部分血栓 …… 77
吻合動脈 …… 37
吻合部 …… 5
吻合部描出法 …… 30
吻合部瘤 …… 86, 87
吻合方法 …… 37
分岐血管 …… 37
分岐部の同定 …… 15

へ

平均流速 …… 26
壁在血栓 …… 73, 77
壁石灰化 …… 22, 44
返血穿刺部 …… 37

ほ

ボタンホール穿刺 …… 5, 6, 105
ポリウレタン製グラフト …… 22, 63, 64
母指球筋萎縮 …… 12
縫合糸膿瘍 …… 103

ら

乱流 …… 13, 44

り

リーク …… 110
リニアプローブ …… 22
理学所見 …… 2, 5
流出路静脈狭窄 …… 54, 67, 77
流速 …… 22
流入シャント静脈圧迫法 …… 21
流入動脈閉塞 …… 49
瘤 …… 17, 82
瘤の状態 …… 5

る

ループグラフト …… 66

欧文索引

AVG 管理 …… 69
CAS …… 37
cephalic arch stenosis …… 37
ePTFE グラフト …… 63, 64
PEP …… 65
PSV …… 27
resistance index …… 26
RI …… 22, 26
TAMV …… 26
TAV …… 26
time averaged flow velocity …… 26
time averaged maximum flow velocity …… 26
VA …… 1
vascular access …… 1
Ved …… 27
Vm mean …… 26
Vm Peak …… 26

【著者略歴】

春口洋昭（はるぐち ひろあき）

- 1985年　鹿児島大学医学部卒業
- 1985年　東京女子医科大学腎臓外科入局
- 1991年　東京女子医科大学腎臓外科助手
  主に腎移植，一般外科，人工臓器，バスキュラーアクセスの臨床と研究に携わる
- 2006年　東京女子医科大学腎臓外科准講師
  飯田橋春口クリニック開設
  （バスキュラーアクセス治療専門外来）

現
- 飯田橋春口クリニック院長
- 東京女子医科大学腎臓外科非常勤講師
- バスキュラーアクセス超音波研究会代表世話人

専門医など
- 日本外科学会認定登録医
- 日本透析医学会指導医

著書・編集
- バスキュラーアクセス超音波テキスト（医歯薬出版）編著
- 透析患者への外科的アプローチ（メディカ出版）編著
- バスキュラーアクセス診断学（中外医学社）編著
- 透析ナースのためのバスキュラーアクセス春口ゼミ（メディカ出版）著
- バスキュラーアクセス治療学（中外医学社）編著
- 透析用グラフトのすべて（中外医学社）編著

実践シャントエコー　　　　　　　　　　　ISBN978-4-263-22668-1

2013年5月10日　第1版第1刷発行
2017年8月5日　第1版第4刷発行

著　者　春口洋昭
発行者　白石泰夫
発行所　医歯薬出版株式会社

〒113-8612　東京都文京区本駒込1-7-10
TEL.（03）5395-7620（編集）・7616（販売）
FAX.（03）5395-7603（編集）・8563（販売）
http://www.ishiyaku.co.jp/
郵便振替番号 00190-5-13816

乱丁，落丁の際はお取り替えいたします　　印刷・あづま堂印刷／製本・愛千製本所

© Ishiyaku Publishers, Inc., 2013. Printed in Japan

本書の複製権・翻訳権・翻案権・上映権・譲渡権・貸与権・公衆送信権（送信可能化権を含む）・口述権は，医歯薬出版(株)が保有します．

本書を無断で複製する行為（コピー，スキャン，デジタルデータ化など）は，「私的使用のための複製」などの著作権法上の限られた例外を除き禁じられています．また私的使用に該当する場合であっても，請負業者等の第三者に依頼し上記の行為を行うことは違法となります．

JCOPY ＜(社)出版者著作権管理機構 委託出版物＞

本書をコピーやスキャン等により複製される場合は，そのつど事前に(社)出版者著作権管理機構（電話 03-3513-6969，FAX 03-3513-6979，e-mail：info@jcopy.or.jp）の許諾を得てください．

バスキュラーアクセス超音波テキスト

◆春口洋昭（飯田橋春口クリニック院長）編著

◆A4判　オールカラー　240頁

◆定価（本体9,000円＋税）ISBN978-4-263-22594-3

◆本書の主な特徴

- 無侵襲でリアルタイムに形態と機能を観察できる超音波検査は，バスキュラーアクセス（VA）の検査法として理想的であり，VAの作製・維持管理・合併症の診断のいずれの点においても有用であると考えられる．
- 本書は，VA診療にかかわる医師や臨床検査技師をはじめ，看護師，臨床工学技士などにも読んで活用していただくことを考慮して，①末梢血管エコーは行っているが，VAの知識が足りない方と，②透析やVAの知識はあるが，血管エコーそのものをあまり行っていない方のために，VAに対する超音波検査の技術的な側面と，VAと血管エコーのそれぞれの基礎知識を盛り込み，懇切にわかりやすく解説している．

◆本書の目次

バスキュラーアクセスにおける超音波検査の位置づけ
バスキュラーアクセスの特徴および種類と血行動態
血管超音波とバスキュラーアクセス
　血管エコーの基礎
　　末梢血管エコーの基本
　　超音波装置の設定とプローブの選択
　バスキュラーアクセスエコーの基礎
　　バスキュラーアクセスエコーのための装置設定
　　バスキュラーアクセスエコーのための基本走査法
　　検査の進め方
　　血流，RI
　レポートの記載方法
　　総論
　　主訴別のポイント
　　報告書作成のポイント
他の画像診断との比較
　血管造影との比較
　3D-CTAとの比較

術前の血管評価
　上肢の動静脈の解剖
　理学的検査
　術前の超音波検査による血管評価
日常管理における超音波検査
総論
各論
　AVF
　　理学的検査
　　超音波検査
　AVG
　　理学的検査
　　超音波検査
　表在化動脈
　　理学的検査
　　超音波検査
透析針穿刺とカテーテル挿入における超音波
　透析針穿刺における超音波
　透析カテーテル挿入における超音波
合併症の診断における超音波検査
　狭窄・閉塞
　　病態と症状
　　超音波検査

　静脈高血圧症
　　病態と症状
　　超音波検査
　瘤
　　病態と症状
　　超音波検査
　穿刺困難
　　病態と症状
　　超音波検査
　スチール症候群
　　病態と症状
　　超音波検査
　感染
　　病態と症状・治療
　　超音波検査
超音波ガイド下PTA
　超音波ガイド下PTAの基礎
　　装置と配置，利点と欠点
　超音波ガイド下PTAの実際
　　治療の進め方
　　超音波補助下の透視下PTA
　　超音波のみ使用PTA
　　閉塞病変に対するPTA

医歯薬出版株式会社　〒113-8612 東京都文京区本駒込1-7-10　TEL.03-5395-7610　FAX.03-5395-7611　http://www.ishiyaku.co.jp/